Andri Thorarinsson

Reconstruções mamárias: Factores de risco para complicações e HR-QoL

Andri Thorarinsson

Reconstruções mamárias: Factores de risco para complicações e HR-QoL

- Estudos clínicos

ScienciaScripts

Imprint

Any brand names and product names mentioned in this book are subject to trademark, brand or patent protection and are trademarks or registered trademarks of their respective holders. The use of brand names, product names, common names, trade names, product descriptions etc. even without a particular marking in this work is in no way to be construed to mean that such names may be regarded as unrestricted in respect of trademark and brand protection legislation and could thus be used by anyone.

Cover image: www.ingimage.com

This book is a translation from the original published under ISBN 978-620-2-07572-5.

Publisher:
Sciencia Scripts
is a trademark of
Dodo Books Indian Ocean Ltd. and OmniScriptum S.R.L publishing group

120 High Road, East Finchley, London, N2 9ED, United Kingdom
Str. Armeneasca 28/1, office 1, Chisinau MD-2012, Republic of Moldova, Europe
Printed at: see last page
ISBN: 978-620-7-91699-3

Cirurgia reconstrutiva da mama: Factores de risco para complicações e qualidade de vida relacionada com a saúde

- Estudos clínicos

Andri Thorarinsson, MD, PhD

Departamento de Cirurgia Plástica

Instituto de Ciências Clínicas

Academia Sahlgrenska da Universidade de Gotemburgo

Ilustração da capa: Eyjafjöröur, Islândia, por Titti Yttersjö

Cirurgia reconstrutiva da mama: Factores de risco para complicações e qualidade de vida relacionada com a saúde

© Andri Thorarinsson, MD, PhD, PhD, 2018

andri.thorarinsson@vgregion.se

ISBN 978-620-2-07572-5

Impresso na Alemanha

"Todas as pessoas e todas as coisas conspiram para me deixar tão contente quanto possível; no entanto, vi demasiado da vaidade dos assuntos humanos para esperar a felicidade das cenas esplêndidas da vida pública. Continuo decidido a ser alegre e a ser feliz, seja qual for a situação em que me encontre, porque também aprendi, por experiência, que a maior parte da nossa felicidade ou miséria depende das nossas disposições e não das nossas circunstâncias. Levamos as sementes de uma ou de outra connosco, nas nossas mentes, para onde quer que vamos"

-Martha Washington

CONTEÚDO

RESUMO

Antecedentes: O cancro da mama é o tipo de cancro mais comum nas mulheres em todo o mundo. Embora a incidência esteja a aumentar, a taxa de mortalidade não está. Isto resulta num número crescente de sobreviventes do cancro da mama e, consequentemente, numa procura crescente de reconstruções mamárias. As complicações após a cirurgia de reconstrução mamária são comuns e podem ser causadas por uma vasta gama de factores, tais como o método de reconstrução, factores perioperatórios e factores relacionados com a doente. Uma vez que o principal objetivo da reconstrução mamária é reverter a deformidade da mastectomia e restaurar a imagem corporal e a qualidade de vida relacionada com a saúde (QVRS), as medidas tradicionais de resultados clínicos, como as complicações médicas ou cirúrgicas, não são suficientes para avaliar os valores dos diferentes métodos de reconstrução para a doente.

Não existem directrizes estabelecidas para a escolha do melhor método de reconstrução para cada doente. No entanto, as perspectivas e experiências dos doentes são importantes para a escolha do método de reconstrução, e a QdVRS tem de ser investigada de forma sistemática quando se comparam diferentes métodos de reconstrução.

Objetivo: O objetivo desta tese foi avaliar as complicações pós-operatórias, encontrar factores de risco independentes para as complicações e comparar a QdVRS entre as pacientes de reconstrução mamária e com a população em geral.

Método: Os quatro estudos retrospectivos basearam-se numa grande base de dados de reconstruções mamárias entre 2003 e 2009 no Departamento de Cirurgia Plástica do Hospital Universitário de Sahlgrenska e nos resultados dos questionários HR-QoL de doentes tratadas cirurgicamente com reconstrução mamária durante este período.

Resultados: O artigo I refere a importância de um registo sistemático e meticuloso das complicações na comparação de diferentes métodos. O estudo revelou elevadas taxas de complicações com todos os métodos, estando o espetro de complicações relacionado com o método operatório, sendo o grupo DIEP o que apresentou a taxa mais elevada. O padrão de ocorrência das complicações variou entre os momentos precoces e tardios.

O Documento II mostra os factores perioperatórios da duração da cirurgia e da perda de sangue durante a cirurgia como factores de risco independentes para várias complicações pós-operatórias, tanto precoces como tardias.

O Documento III mostra vários factores relacionados com os doentes e a terapia adjuvante como factores de risco independentes para complicações, tais como o IMC, o tabagismo e a radioterapia.

O Documento IV mostra que os doentes reconstruídos com um retalho DIEP estão mais satisfeitos com a sua reconstrução e com o resultado global do que os doentes dos outros grupos.

Conclusão: As complicações após a cirurgia reconstrutiva da mama são comuns e podem ser causadas por muitos factores diferentes. As pacientes reconstruídas com um retalho DIEP estão mais satisfeitas com a sua reconstrução do que as pacientes reconstruídas com outros métodos. Para maximizar a satisfação das pacientes, os retalhos DIEP devem estar mais amplamente disponíveis e a taxa de complicações após este tipo de cirurgia deve ser minimizada.

Palavras-chave: cancro da mama, reconstrução mamária, complicações cirúrgicas, qualidade de vida relacionada com a saúde, factores de risco perioperatórios, factores de risco relacionados com a doente, retalho DIEP, retalho do músculo grande dorsal, implantes mamários.

ISBN: 978-620-2-07572-5

LISTA DE PAPÉIS

Este livro baseia-se nos seguintes estudos, referidos no texto pela sua numeração romana.

I. Thorarinsson, A., Frojd, V., Kolby, L., Lewin, R., Molinder, N., Lundberg, J., Elander, A., Mark, H. *A systematic comparison of the incidence of various complications in different delayed breast reconstruction methods.* **Jornal de Cirurgia Plástica e Cirurgia da Mão.** 2015; 50(1):25-34.

II. Thorarinsson, A., Frojd, V., Kolby, L., Modin, A., Lewin, R., Elander, A., Mark, H. *A perda de sangue e a duração da cirurgia são factores de risco independentes para complicações após a reconstrução mamária.*

Revista de Cirurgia Plástica e Cirurgia da Mão. 2017; 51(5):352-357.

III. Thorarinsson, A., Frojd, V., Kolby, L., Liden, M., Elander, A., Mark, H. *Patient determinants as independent risk factors for postperative complications of breast reconstruction.* **Gland Surgery.** 2017; 6(4):355-367

IV. Thorarinsson, A., Frojd, V., Kolby, L., Ljungdal, J., Taft, C., Mark, H. Long-term *health-related quality of life after breast reconstruction: Comparingfour different methods of reconstruction.* **Plast Reconstr Surg Glob Open.** 2017; 5(6):e1316

ABREVIATURAS

Ais	Aromatase inhibitors
ANOVA	Analysis of variance
AUC	Area under the curve
BMI	Body mass index
BRCA	Breast cancer susceptibility gene
CC	Creative commons
CI	Confidence interval
DI	Direct implant
DIEP	Deep inferior epigastric artery perforator
DVT	Deep vein thrombosis
EQ-5D	EuroQol five dimensions questionnaire
EXP	Expander / implant
HR-QoL	Health-related quality of life
FDA	The U.S. food and drug administration
Gy	Gray
LD	Latissimus dorsi
LSD	Least significant difference
LTDF	Lateral thoracodorsal flap
LSD	Least significant difference

LTDF	Lateral thoracodorsal flap
NAC	Nipple/areola complex
OR	Odds ratio
PGWB	The Psychological General Well-Being Index
PIP	Poly Implant Prothèse
PROM	Patient reported outcome measure
PRS	Plastic and Reconstructive Surgery journal
Q1	Lower quartile
Q2	Median
Q3	Higher quartile
SD	Standard deviation
SE	Standard error
SF-36	Short form 36 health survey
SPSS	Statistical Package for the Social Sciences
TRAM	Transverse rectus abdominis muscle
VAS	Visual analogue scale

SOBRE AS IMAGENS DESTE LIVRO

As imagens da Internet podem estar protegidas por direitos de autor e, por conseguinte, não podem ser utilizadas em publicações como o presente livro. No entanto, há excepções. As imagens do "domínio público" são imagens que já não estão, ou nunca estiveram, protegidas pela lei dos direitos de autor e podem ser alteradas e utilizadas à vontade, sem referência ao autor.

A Creative Commons (CC) é uma organização americana sem fins lucrativos empenhada em aumentar o âmbito das criações disponíveis para serem desenvolvidas e partilhadas por outros. A organização lançou várias licenças de direitos de autor, conhecidas como licenças Creative Commons, gratuitas para o público. As licenças permitem aos criadores decidir quais os direitos que reservam para o destinatário e para outros criadores. Todas as licenças CC concedem o direito de distribuir a obra protegida por direitos de autor em todo o mundo para fins não comerciais, sem modificações, desde que atribuam ao autor os créditos pela obra (as licenças CC BY). A atribuição deve ser feita da melhor forma possível, utilizando as informações disponíveis no sítio Web da imagem. Neste livro, várias imagens estão publicadas ao abrigo de uma licença CC BY.

A fotografia da capa do livro foi tirada por Titty Yttersjo, que é amiga do autor. O motivo é Eyjafjordur, o fiorde islandês onde o autor nasceu e cresceu.

As ilustrações de diferentes retalhos para reconstrução mamária são da autoria de Rannveig Helgadottir, uma artista islandesa e amiga querida da autora.

CAPÍTULO 1. INTRODUÇÃO

O cancro da mama é o cancro invasivo mais comum nas mulheres. Representa 22,9% de todos os cancros invasivos na população feminina. [1,2] A maioria dos casos de cancro da mama são esporádicos, no entanto, cerca de 23% dos cancros da mama são genéticos, causados pelos genes do cancro da mama BRCA1 e 2. [3,4] Certas mutações genéticas associadas ao cancro da mama são mais comuns em determinados grupos geográficos ou étnicos, como os judeus Ashkenazi e as pessoas de ascendência islandesa, norueguesa e holandesa.[5]

A incidência e a mortalidade do cancro da mama estão a aumentar nos países em desenvolvimento, embora na Europa e na América do Norte a taxa de mortalidade se mantenha estável ou diminua ligeiramente.[6-10] Na Suécia, a incidência do cancro da mama mais do que duplicou desde 1958, ano em que foi iniciado o registo de cancro do National Board of Health and Welfare.[11] Com a melhoria das modalidades de tratamento, cerca de 90% das mulheres nos EUA sobrevivem pelo menos cinco anos após o diagnóstico,[12] , o que aumenta a procura de reconstruções mamárias. [13,14] As reconstruções mamárias estão, por conseguinte, a tornar-se mais frequentes, [15,16] e em Gotemburgo, na Suécia, cerca de 40% das mulheres são submetidas a reconstrução mamária após mastectomia.[17]

A cirurgia continua a ser o tratamento primário do cancro da mama, mas a terapia adjuvante é frequentemente utilizada para melhorar as taxas de sobrevivência, sendo a radioterapia, a quimioterapia e a terapia hormonal as mais comuns.[18]

Um terço das mulheres tratadas com mastectomia tem morbilidade psicossocial persistente, com diminuição da autoestima, insónias, aumento da ansiedade, depressão, perturbações da imagem corporal e/ou problemas sexuais.[19-22] Tanto as reconstruções mamárias primárias como as secundárias beneficiam a doente em termos de aumento da autoestima e da qualidade de vida relacionada com a saúde (HR- QoL), em comparação com a ausência de reconstrução.[23-26]

São utilizados diferentes métodos para a reconstrução mamária, e o método preferido varia consoante os centros e os cirurgiões. No Hospital Universitário Sahlgrenska, em Gotemburgo, foram utilizados principalmente cinco tratamentos cirúrgicos diferentes: (1) retalho perfurante epigástrico inferior profundo (DIEP),[27] (2) retalho do grande dorsal (LD),[28] (3) retalho toracodorsal lateral com implante de silicone (LTDF),[29] (4) expansor de tecidos com um implante de silicone secundário (EXP),[30] e, quando os tecidos moles o permitem (5) aumento direto com implante de silicone (DI), no entanto, este método foi abandonado após 2009.

Cancro da mama - História, patogénese e factores de risco

O cancro da mama é um cancro que se forma no tecido mamário. As células normais de um indivíduo saudável dividem-se tanto quanto necessário, depois param e permanecem no seu lugar num tecido saudável. As células tornam-se células cancerígenas quando perdem a sua capacidade de parar de se dividir e quando já não respeitam as barreiras do tecido adjacente e podem ter a capacidade de se espalhar para novos locais.

O cancro da mama é conhecido pela humanidade desde os tempos antigos. Devido ao facto de a massa palpável na mama, especialmente em fases mais avançadas da doença, ser visível, foram encontradas descrições em manuscritos médicos muito antigos, apesar de a doença ser pouco discutida na literatura. Só nas últimas décadas é que o cancro da mama é discutido de forma aberta.[31]

As primeiras fontes escritas sobre o cancro da mama encontram-se em papiros egípcios com 3500 anos.[32] Hipócrates, por volta de 460 a.C., explicou o cancro da mama como um desequilíbrio dos quatro fluidos corporais: sangue, fleuma, bílis amarela e bílis negra, onde supostamente havia demasiada bílis negra. O fenómeno foi denominado "karkinos", que em grego significa "caranguejo", devido ao aspeto do cancro. Hipócrates acreditava que os "cancros ocultos" eram melhores se não fossem tratados.[33] Por volta do ano 200 d.C., Galeno também descreveu o fenómeno e defendeu que a causa era o excesso de bílis negra e que alguns tumores eram mais perigosos do que outros.[33]

Durante este período, o cancro da mama era considerado como uma doença de todo o corpo e, por isso, ninguém considerava a cirurgia como forma de tratamento. Em 1680, o médico francês François del a Boe Sylvius questionou a teoria de Hipócrates e afirmou que a causa do cancro da mama era um processo químico, que alterava o fluido linfático de ácido para acre.[34] Em 1713, Bern Dion Ramazzini afirmou que a elevada incidência de cancro da mama nas freiras era causada pela falta de sexo. Ramazzini propôs que, sem atividade sexual regular, os órgãos genitais, incluindo os seios, degeneravam.[35] Outras teorias da época sugeriam que a causa poderia ser leite coalhado, inflamação cheia de pus no seio, doença mental depressiva, falta de filhos ou estilo de vida inativo.

Em 1757, Henri le Dran propôs que poderia ser útil remover cirurgicamente o tumor, desde que os gânglios linfáticos "infectados" da axila também fossem removidos, e Claude-Nicolas Le Cat defendeu mais tarde que a cirurgia seria a única cura possível para o cancro da mama.[36] Esta crença foi aceite até aos séculos XIX e XX e contribuiu para a evolução da mastectomia radical. Em meados do século XIX, a cirurgia era o único tratamento para o cancro da mama e, com a melhoria dos métodos anti-sépticos, da anestesia e das transfusões de sangue, a probabilidade de sobreviver a este tipo de intervenção aumentou.

As mastectomias radicais foram efectuadas até à década de 1970. Já em 1972, era utilizada para tratar 47,9% das doentes com cancro da mama nos EUA.[37]

No início da década de 1930, foi introduzida a mastectomia radical modificada. O músculo peitoral maior era poupado, mas toda a pele era excisada e o defeito era ainda reconstruído com um enxerto de pele. Na década de 1950 e posteriormente, muitos estudos compararam os resultados da mastectomia radical e da mastectomia radical modificada, e não encontraram diferenças nas taxas de cura. Estudos posteriores não mostraram qualquer diferença nas taxas de cura entre a mastectomia radical modificada e a lumpectomia com radioterapia, abrindo assim caminho para a terapia conservadora da mama. [28]

Na décima década do século passado, foi introduzida a terapia hormonal adjuvante, a mamografia tornou-se mais comum e foram descobertos os genes do cancro da mama BRCA1 e 2.[36]

A doença proliferativa da mama está associada a um risco acrescido de cancro da mama. As lesões sem atipia, incluindo a hiperplasia ductal, o papiloma intraductal e os fibroadenomas, provocam um risco moderadamente aumentado, entre 1,5 e 2 vezes superior, em comparação com a população normal.[38] No entanto, a hiperplasia atípica, tanto ductal como lobular, apresenta um risco aproximadamente 4 vezes superior, em comparação com a população normal.[39],[40]

O risco de cancro da mama aumenta com a idade. A história prévia de cancro da mama, tanto ipsilateral como contralateral, e a história familiar de cancro da mama aumentam o risco, especialmente se a doente for portadora de BRCA1 ou 2, em que o risco de cancro da mama durante a vida é de até 80%.[35] Cerca de metade de todos os casos de cancro da mama hereditário tem uma mutação em qualquer um destes dois genes, mas todos apresentam uma herança autossómica dominante.[38]

Além disso, o risco aumenta com o número de ciclos de produção de estrogénios endógenos a que a mulher está exposta. A menarca precoce, a nuliparidade, ter filhos numa fase tardia da vida e a menopausa tardia aumentam o risco. A terapia de substituição hormonal após a menopausa também aumenta o risco,[41] mas a amamentação parece ser um fator de proteção.[38]

Outros factores de risco estabelecidos são o consumo de álcool, o excesso de peso e a exposição a radiações, incluindo tratamentos médicos. A atividade física elevada diminui o risco.[38]

Cancro da mama - Tratamento

Cirurgia

A cirurgia faz sempre parte do tratamento do cancro da mama. Os médicos romanos do século I excisavam agressivamente os tumores mamários e, por vezes, removiam o músculo peitoral maior juntamente com o tecido mamário.[32] Os cirurgiões dos séculos XVI e XVII não tinham acesso à anestesia e eram frequentemente criativos nas suas invenções de instrumentos, de modo a tornar a remoção da mama o mais rápida possível. Mais tarde, foi William Halsted que efectuou a primeira operação de mastectomia radical em 1892. É de notar que, quando Halsted iniciou a era da mastectomia radical, o cancro da mama era basicamente incurável. A mastectomia radical tornou-se, assim, a terapia de eleição. No entanto, algumas mulheres recusaram este tratamento devido à deformação do tórax no pós-operatório.

As mastectomias radicais foram efectuadas até à década de 1970. Em 1972, a mastectomia radical era utilizada para tratar 47,9% das doentes com cancro da mama, mas depois deu lugar à mastectomia radical modificada e, mais tarde, à terapia de conservação da mama.[37]

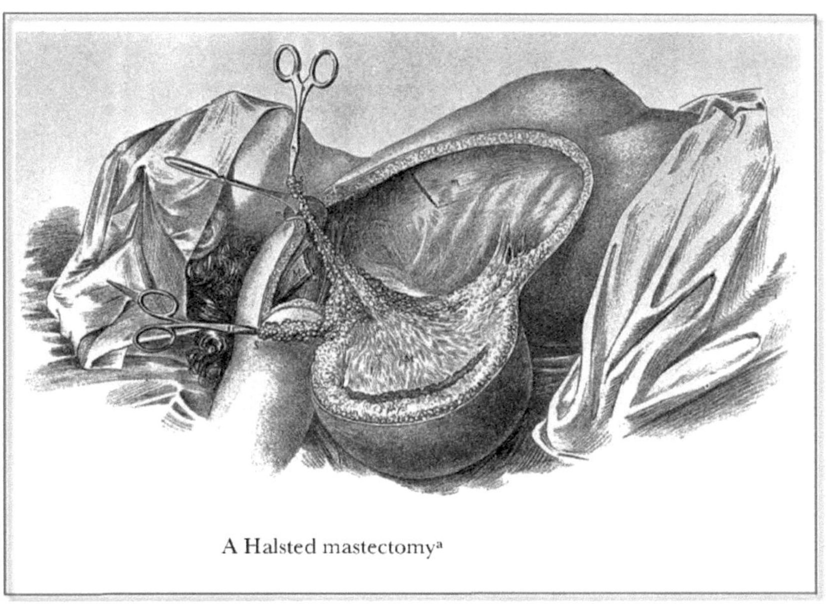

Em 1952, foi introduzida a mastectomia radical alargada. Para além da ressecção de Halsted, o método incluía a ressecção da parede torácica e dos nódulos mamários internos. Em 1956, foi introduzida a mastectomia superradical, na qual também eram removidos os nódulos da área mamária interna, supraclaviculares e do mediastino. Os ensaios controlados não demonstraram um aumento da sobrevivência da mastectomia alargada ou super radical em comparação com a mastectomia radical original.[32]

Uma vez que a mastectomia é uma operação mutilante, a procura de uma cirurgia menos extensa tem sido contínua. Particularmente no cancro da mama em fase inicial, a terapia de conservação da mama pode ser uma opção. A mastectomia não é uma necessidade para tratar todos os cancros da mama, cerca de 80% podem beneficiar da terapia de conservação da mama, que oferece uma sobrevivência igual à da mastectomia radical modificada.[42] Na Europa e nos EUA, cerca de metade das doentes diagnosticadas com cancro da mama optam por uma terapia de conservação da mama, com lumpectomia e radioterapia. É também de esperar que esta alternativa seja ainda mais comum no futuro, com o aumento da utilização do rastreio, em que mais tumores são detectados em fases mais precoces e, por conseguinte, podem ser adequados para a lumpectomia.[42] Em Gotemburgo, cerca de 50% das doentes diagnosticadas com cancro da mama optam por esta modalidade de tratamento.[17]

Quimioterapia

A utilização de quimioterapia citotóxica é comum, tanto nas fases iniciais como nas fases tardias do cancro da mama. , uma melhor compreensão da base biológica molecular do cancro da mama resultou num melhor resultado do tratamento nos últimos 10 anos. O principal objetivo da quimioterapia é tratar a

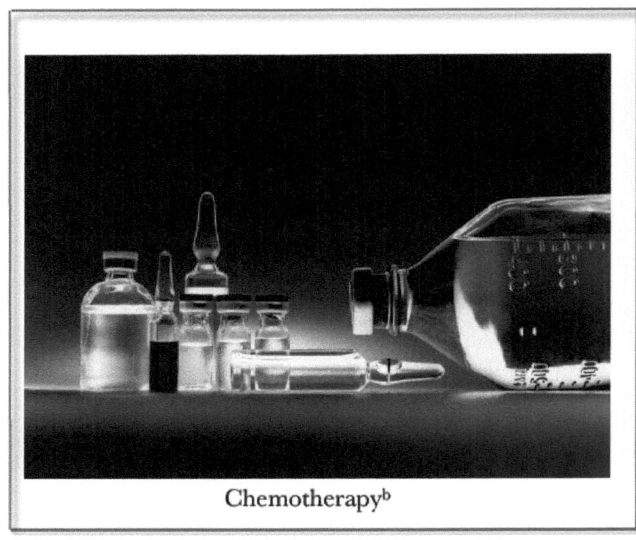

doença micrometastática, reduzir as probabilidades de recorrência e aumentar a sobrevivência a longo prazo. Apesar de uma melhor compreensão da utilização do tratamento adjuvante nas fases iniciais do cancro da mama, o tratamento da doença metastática não evoluiu tanto. Apesar de ser incurável, a doença metastática é muitas vezes sensível à quimioterapia, embora o ganho de tempo que esta proporciona ao doente não seja muitas vezes longo.

Com o progresso da compreensão da base molecular do cancro da mama, existe a oportunidade de conceber a terapia especialmente de acordo com o tipo de cancro. Isto pode não só proporcionar um melhor resultado, mas também poupar outros doentes, que pouco ou nada beneficiam com o tratamento.[43,44]

Quimioterapia neoadjuvante

A quimioterapia neoadjuvante foi aplicada pela primeira vez em 1973, em doentes com doença inoperável e localmente avançada. Com o aumento da prevalência do rastreio do cancro da mama, os cancros da mama estão a ser diagnosticados numa

[b] *Autor: Bill Branson. Instituto Nacional do Cancro. De: https://commons.wikimedia.Org/wiki/File:Chemotherapy _vials_(4).jpg. Domínio público.*

fase mais precoce, o que resulta num menor número de doentes com esta patologia.[45] Anteriormente, o objetivo era fazer com que o tumor diminuísse, para que se pudesse proceder à mastectomia radical e à radioterapia. Desde então, a quimioterapia neoadjuvante evoluiu para ser um tratamento de redução do estadiamento do cancro, melhorando a sobrevivência e a qualidade de vida, pelo que a mastectomia radical modificada, ou mesmo a cirurgia de conservação da mama, pode ser uma alternativa. A quimioterapia neoadjuvante pode facilitar a cirurgia, mas a sobrevivência não é melhor do que após a quimioterapia adjuvante pós-operatória tradicional. A quimioterapia neoadjuvante pode ser um agente único ou uma terapia combinada, e pode até ser utilizada em combinação com novos agentes biológicos, como o trastuzunab.[43]

A quimioterapia neoadjuvante também pode ser utilizada para prevenir o crescimento metastático, proporcionando assim os benefícios de sobrevivência associados à erradicação das metástases, incluindo as micro-metástases. Está bem estabelecido que a quimioterapia neoadjuvante é benéfica em doentes com cancro da mama localmente avançado (estádio III), mas não existe consenso sobre o regime de escolha e há incerteza em termos do momento do tratamento na sobrevivência. Alguns estudos mostraram melhores resultados se a quimioterapia for administrada antes da cirurgia, em vez de após a cirurgia.[46,47]

Nas fases iniciais do cancro da mama, é possível remover cirurgicamente todo o tumor da mama e os gânglios linfáticos axilares. Com a melhoria da técnica cirúrgica, o atraso do início da quimioterapia devido a complicações cirúrgicas é praticamente desconhecido. Em casos normais, a quimioterapia é iniciada no prazo de 6 semanas após a cirurgia. No entanto, a doença micrometastática pode estar oculta tanto a nível loco-regional como em locais distantes, podendo tornar-se uma recidiva potencialmente fatal numa fase posterior. Existem muitos estudos sobre diferentes regimes de diferentes fármacos em diferentes combinações, com diferentes tempos de seguimento e com diferentes resultados. Existe um grande potencial de aperfeiçoamento adicional da quimioterapia convencional.[43,44,48]

No Hospital Universitário Sahlgrenska, a quimioterapia mais utilizada é a FEC (fluorouracil + epirrubicina + ciclofosfamida) ou, por vezes, apenas a EC. A maioria dos doentes (exceto os doentes mais idosos e/ou mais fracos) recebe adicionalmente taxanos, como o paclitaxel ou o docetaxel.[49]

Radioterapia

A radioterapia após o cancro da mama é comparável à cirurgia, na medida em que é um tratamento local. É utilizada na cirurgia conservadora da mama para limitar o defeito cirúrgico, ou se o tumor for de natureza agressiva. Em 1896, apenas um ano após a descoberta do raio X por Roentgen, a radioterapia foi utilizada no cancro da mama inoperável e na recidiva pós-operatória.[50,51] Um artigo importante sobre a utilidade da radiação foi publicado em 1948, onde 2000 doentes foram tratadas com mastectomia simples e radioterapia pós-operatória, tendo a taxa de sobrevivência a 5 anos atingido 62%.[52] Este valor deve ser comparado com a taxa de sobrevivência após cancro da mama operável com mastectomia radical, que se situava entre 35 e 45%. Além disso, quando a mastectomia radical era a única alternativa de tratamento, a sobrevivência aos 5 anos para todo o grupo de cancro da mama era de 25%, em comparação com 44% com mastectomia simples e radioterapia pós-operatória.[32] Estes valores são interessantes, tendo em conta os valores de Halsteds, em que a taxa de cura aos 5 anos era de cerca de 40%, como referido no capítulo anterior.

O alvo da radioterapia pode ser a mama, com ou sem a parede torácica, e/ou a zona dos gânglios linfáticos axilares. A radioterapia diminui significativamente o risco de recidiva local e regional, especialmente em doentes com tumores com tendência para a recidiva.[32,42] Todos os estudos neste domínio concordam com a importância do controlo local do tumor, que é influenciado pela radioterapia, independentemente da terapia sistémica. A radioterapia é um fator de prognóstico independente para a sobrevivência global, mas este efeito só é evidente após 5 anos de seguimento. A radioterapia adjuvante também aumenta a sobrevivência livre de doença, a mortalidade por cancro da mama a 15 anos e a sobrevivência global do doente.[53] Anteriormente, a recomendação era oferecer radioterapia a doentes com 4 ou mais gânglios linfáticos positivos, mas as directrizes mais recentes indicam que a radioterapia pós-operatória deve ser oferecida a todas as doentes com gânglios axilares envolvidos.[54]

A radioterapia é administrada a toda a mama, frequentemente com 50 Gy, mas se também for administrado um reforço no leito do tumor, melhora ainda mais o controlo local, especialmente em doentes mais jovens, mesmo que isso possa afetar negativamente o resultado cosmético.[42] As doentes mais jovens são mais propensas à recorrência do cancro da mama, mas não é claro se a idade mais jovem deve ser uma contraindicação relativa para a terapia de conservação da mama.[54] Não foi identificado nenhum subgrupo de doentes com cancro da mama, submetidas a lumpectomia, em que a radioterapia possa ser excluída com segurança.[53]

No Hospital Universitário de Sahlgrenska, a dose mais comum é de 50 Gy na parede torácica ou no resto da mama, fraccionada a 2 Gy/dia, 5 dias por semana em 5 semanas. Por vezes, a mesma dose é administrada na axila ou nos gânglios linfáticos supraclaviculares, dependendo do número de gânglios positivos durante a dissecção dos gânglios linfáticos. Se a cirurgia não for radical e não for possível reoperar, é administrado um reforço adicional de 16 Gy na área do tumor, até um máximo de 66 Gy.[49]

Terapia hormonal adjuvante

A doente com cancro da mama pode ter tumores com receptores para hormonas, como o estrogénio ou a progesterona. O estrogénio presente no sangue da doente liga-se a estes receptores, o que estimula a proliferação celular. Da mesma forma, se os receptores forem bloqueados, o crescimento do cancro pode abrandar ou parar. Os ovários da mulher produzem estrogénios de forma contínua até à menopausa. Depois disso, os estrogénios são produzidos em níveis baixos nos tecidos periféricos, com a transformação dos androgénios produzidos pelas glândulas supra-renais. Esta transformação é efectuada pela aromatase.

Os receptores de estrogénio e de progesterona são factores de fraco prognóstico, mas fortes factores preditivos da resposta dos tumores à terapia hormonal. Cerca de 70% de todos os tumores da mama têm receptores de estrogénio e entre 60 e 65% têm receptores de progesterona.[55]

São utilizados dois tipos de tratamento médico como terapia hormonal adjuvante. Os bloqueadores dos receptores de estrogénio (tamoxifeno) e os inibidores da aromatase (Als). O efeito do tamoxifeno é a inibição dos receptores de estrogénio nas células cancerígenas,[56] mas os Als bloqueiam a capacidade da enzima aromatase para produzir estrogénio.[57]

O tamoxifeno é um agente estabelecido para o tratamento do cancro da mama responsivo a hormonas. Cinco anos de tratamento com tamoxifeno adjuvante reduzem o risco de recorrência em 39% e o risco de morte em 31%. No entanto, o tratamento com tamoxifeno não diminui o risco de recorrência em cancros da mama com estrogénio positivo após esses 5 anos. Mais de metade das recorrências e mais de dois terços das mortes por cancro da mama com estrogénios positivos ocorrem após 5 anos.[53]

Grandes estudos não conseguiram demonstrar que o tratamento com tamoxifeno durante mais de 5 anos seja benéfico. Durante a realização destes estudos, o Als surgiu como um tratamento estabelecido para o cancro da mama positivo para estrogénios em doentes pós-menopáusicas. Vários estudos bem concebidos demonstraram que o Als melhora a sobrevivência livre de doença mais do que o tamoxifeno em doentes com cancro da mama em fase inicial, devido a um efeito de depleção de estrogénios mais forte.[57,58]

Os efeitos secundários mais comuns do tamoxifeno e do Als são afrontamentos, artralgia, retenção de líquidos, perda de libido e corrimento vaginal.[59] A qualidade de vida relacionada com a saúde é semelhante entre o tamoxifeno e o Als, a insónia foi ligeiramente mais frequente com os IA,[60] mas o tratamento provoca significativamente menos afrontamentos e corrimento vaginal do que o tamoxifeno e não tem um efeito agonista dos estrogénios no tecido uterino e na coagulação; por conseguinte, tem provavelmente um perfil de efeitos secundários mais seguro.[5758] A maioria dos estudos demonstrou que os IA são superiores ao tamoxifeno em termos de sobrevivência livre de doença e de recorrência à distância.[61] Atualmente, os IA são mais frequentemente utilizados como terapia endócrina para o cancro da mama do que o tamoxifeno em mulheres pós-menopáusicas.[57,62]

Não se recomenda a utilização de IAs como tratamento único em mulheres na pré-menopausa com produção ovárica de estrogénios intacta. Embora os IAs reduzam a produção de estrogénios nos tecidos periféricos, a produção de estrogénios nos ovários permanece inalterada, ou pode mesmo aumentar, o que pode ter um impacto negativo no risco de recorrência.[57]

Nos últimos anos, estudos publicados indicam que é vantajoso administrar o tratamento com IA durante um período de tempo superior a cinco anos. As questões relativas à duração óptima do tratamento ainda não foram respondidas.[63]

Os receptores HER2 são um fator de prognóstico para o resultado em tumores de gânglios linfáticos positivos e negativos, e são fortes factores preditivos para estimar a eficácia dos medicamentos que bloqueiam estes receptores, como o trastuzumab (Herceptin®), que é um anticorpo monoclonal que tem como alvo a proteína HER2.[55]

Outras terapias

O desenvolvimento do trastuzumab, um anticorpo monoclonal contra a proteína HER-2, é o primeiro exemplo de uma terapia biológica concebida de forma inteligente e que é atualmente uma terapia padrão nos países desenvolvidos. Aproximadamente 20% dos cancros da mama expressam em excesso a HER-2, pelo que este agente pode ajudar milhares de mulheres com células cancerígenas HER-2 positivas, aumentar a sobrevivência e melhorar a qualidade de vida. É provável que agentes semelhantes ao trastuzumab sejam os futuros medicamentos para tratar o cancro da mama, quer isoladamente, quer em combinação com agentes tradicionais mais antigos.[43,46]

Estão a ser estudados muitos agentes novos, que ainda não são utilizados clinicamente. Entre outros, contam-se um tipo de vírus do sarampo,[64] inibidor do fator de transcrição nuclear kappa-B,[65] derivados de esteróides sintetizados,[66] satraplatina (análogo da platina), trabectedina (disruptor do ADN), motesanib (inibidor do VEGF) e tesetaxel (taxano oral).[67]

Reconstruções mamárias-História

O tratamento das mulheres com cancro da mama mudou drasticamente ao longo do último século, desde que o cancro da mama era uma doença incurável e mortal até aos dias de hoje, em que a maioria das mulheres sobrevive à doença e solicita a reconstrução da mama com resultados esteticamente aceitáveis. Com o passar dos anos, surgiram e foram abandonados muitos métodos de reconstrução mamária, mas com o aumento dos conhecimentos anatómicos, a melhoria da tecnologia dos dispositivos sintéticos e a melhoria da técnica cirúrgica, os resultados globais após a reconstrução mamária estão a melhorar. No entanto, embora as reconstruções mamárias sejam praticadas há mais de um século, ainda não existe consenso ou directrizes relativamente ao método mais vantajoso para a doente.

Reconstruções-implantes mamários

As primeiras tentativas de realizar reconstruções autólogas da mama foram associadas a dificuldades e causaram frequentemente uma morbilidade considerável no local do dador. Como resultado, tem havido um grande interesse em materiais sintéticos que possam ser utilizados para a reconstrução mamária.

Os materiais da prótese têm muitas vantagens e uma longa história. Foram adoptados muitos materiais diferentes, mas muito poucos ganharam popularidade. Robert Gersuny, um cirurgião austríaco, foi o primeiro a tentar preencher um peito com parafina, em 1889.[68] Outros exemplos de materiais experimentais são a vaselina, os óleos vegetais, a lanolina, o marfim, a cartilagem de boi, a borracha moída, a lã de terileno, a guta-percha, as aparas de polietileno, a fita de polietileno, a borracha silástica, as esponjas de espuma de poliuretano, a cera de abelha, as bolas de vidro, as próteses de teflon-silicone e as gazes de Ivalon.[69] A maioria destes materiais provoca uma reação imunológica e, por vezes, complicações graves, como embolias pulmonares, necrose cutânea, infecções crónicas e tecido cicatricial extenso.[68]

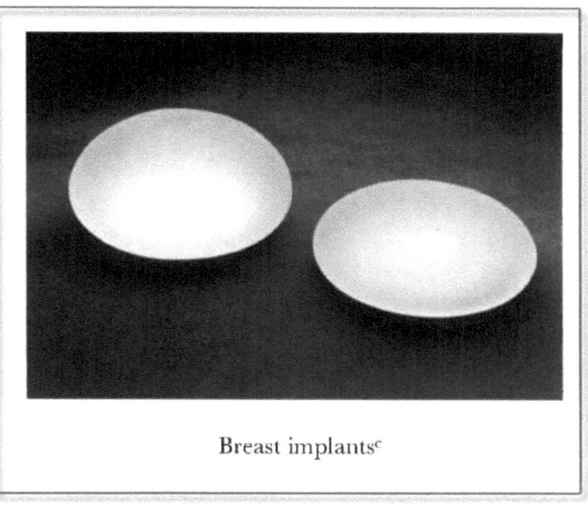

O implante de silicone foi introduzido pela primeira vez por Cronin e Gerow em 1961, e foi utilizado pela primeira vez em contextos clínicos em 1962, principalmente para aumento mamário. Os resultados foram bastante bons, mas os implantes de silicone não ganharam popularidade para reconstruções mamárias, porque a maioria das doentes com cancro da mama tinha um defeito após uma mastectomia radical Halsted, com ressecção do peitoral maior e um enxerto de pele.[69] A primeira geração de implantes da década de 1960 tinha paredes pouco texturadas, bastante espessas e duráveis, e um gel de elevada viscosidade. Muitas pacientes consideraram estes implantes demasiado inflexíveis, pelo que na segunda geração de implantes, introduzida nos anos 80, as paredes eram mais finas e macias e o gel de silicone tinha baixa viscosidade. Devido a esta suavidade, o cirurgião conseguiu uma incisão mais curta e o peito ficou macio. No entanto, isto gerava o problema de que, quando as paredes do implante se rompiam, o gel extravasava para o tecido circundante, provocando a formação de granulomas e reacções imunológicas de corpo estranho. A terceira geração de implantes tinha novamente paredes mais espessas e uma maior viscosidade do gel.[68]

Desde o início, as reconstruções mamárias com implantes eram efectuadas numa única fase. Esta situação alterou-se no início dos anos 90, quando foram introduzidos os expansores de tecido. Isto deu a oportunidade de efetuar a reconstrução primária e secundária da mama, com mais flexibilidade para escolher o tamanho e a forma da mama reconstruída. Esta grande vantagem tem o seu defeito: uma reconstrução com expansor é sempre um procedimento em duas fases. Os expansores modernos são de baixa altura, com superfície texturada e uma válvula integrada.

Desde a introdução dos implantes de silicone, tem havido debates sobre a segurança destes dispositivos. Nos primeiros anos, os implantes mamários não eram classificados como dispositivos médicos e não estavam sujeitos a regulamentação para produção ou comercialização. Só em 1988 é que a U.S. Food and Drug Administration (FDA) classificou os implantes de gel de silicone como um dispositivo médico de Classe III, o que deu à FDA autoridade para obter informações sobre a sua segurança.

Nessa altura, havia doentes que insistiam que os seus implantes de silicone lhes estavam a causar várias doenças e sintomas. Em 1984, uma doente ganhou pouco menos de 2 milhões de dólares, alegando que os seus implantes mamários lhe causavam uma doença autoimune. Depois de 1990, vários litígios deram aos queixosos montantes multimilionários em indemnizações compensatórias por danos alegados.

Em 1991, o painel consultivo da FDA realizou uma reunião, na qual concluiu que os fabricantes de implantes mamários de silicone não tinham fornecido dados adequados sobre a segurança e a eficácia dos seus implantes, mas, mesmo assim, recomendou que a FDA autorizasse a permanência dos implantes no mercado. Em 1992, com base em novas informações, o painel consultivo recomendou que os implantes mamários de silicone fossem retirados do mercado e, em abril de 1992, a FDA proibiu os implantes de gel de silicone para aumento mamário, mas permitiu a sua utilização como "dispositivos experimentais" na reconstrução mamária, devendo as pacientes que os recebessem ser seguidas através de estudos complementares.

Os maiores fabricantes, Mentor® e Inamed®, iniciaram estudos clínicos em grande escala e apresentaram os resultados à FDA. Nesse mesmo ano, foram publicados artigos na Plastic and Reconstructive Surgery e no New England Journal of Medicine que não conseguiram encontrar uma associação entre implantes mamários de silicone e doenças auto-imunes do tecido conjuntivo ou cancro. Nos anos seguintes, foram publicados vários estudos em revistas especializadas, consistentes com estes resultados.

Só em novembro de 2006 é que a FDA aprovou a utilização de implantes de silicone para o aumento do peito, uma vez que todos os estudos publicados durante o período em que foram proibidos não demonstraram que os implantes de silicone causavam qualquer dano às mulheres que os recebiam.[70],[71]

Os implantes mamários preenchidos com silicone voltaram a ser questionados em 2010, quando foi revelado que a empresa francesa Poly Implant Prothèse (PIP) não utilizava silicone de grau médico nos seus implantes mamários, mas sim silicone de grau industrial desde 2001. Mais tarde, descobriu-se que os implantes vendidos entre 2001 e 2010 apresentavam um risco de rutura 500% superior ao de outros modelos semelhantes. Este facto levou a que muitos países europeus criassem planos de ação especiais para tratar as mulheres com implantes PIP, ou seja, substituir os seus implantes por outros de outro fabricante. Na Suécia, não foi estabelecido qualquer plano de ação para estas pacientes, pelo que os problemas das pacientes com PIP tiveram de ser resolvidos entre as clínicas privadas, que utilizavam o PIP como modelo de implantes mamários, e as pacientes.[72],[73]

Os implantes mamários com enchimento de silicone evoluíram consideravelmente nos últimos anos. Em primeiro lugar, as paredes dos implantes tornaram-se consideravelmente mais fortes; o desgaste não deve provocar a rutura do implante. Em segundo lugar, a maioria dos implantes tem uma superfície texturada, o que fez com que a frequência da contração capsular diminuísse. Em terceiro lugar, o gel de silicone no interior dos implantes é mais coeso do que anteriormente, o que significa que, mesmo que exista um orifício na parede do implante, o gel não sai. Em quarto lugar, existem atualmente no mercado implantes com uma forma anatómica, mais parecida com a forma de um seio normal.

Os implantes anatómicos têm uma maior coesão no gel, o que faz com que alguns pacientes os considerem rígidos, mas a rigidez é necessária para que o implante mantenha a sua forma anatómica dentro do corpo.

O método mais comum de reconstrução mamária utilizado no Departamento de Cirurgia Plástica do Hospital Universitário Sahlgrenska consiste em reconstruir a mama em duas etapas. Em primeiro lugar, é inserido um expansor de tecido submuscular, que é depois gradualmente preenchido com soro fisiológico. Após um período de espera de três meses, o expansor é retirado e é colocado um implante permanente com o tamanho correto.

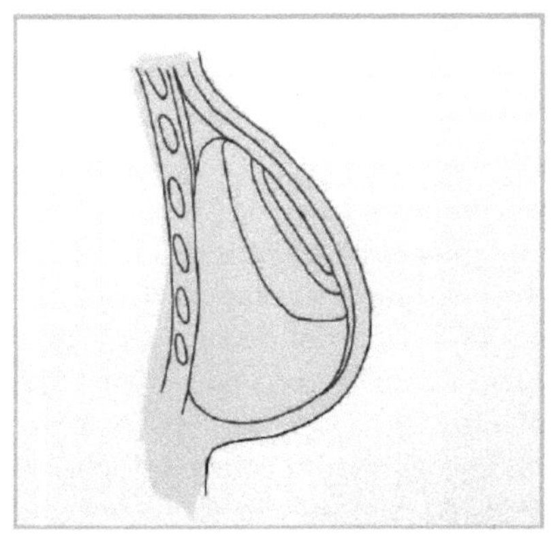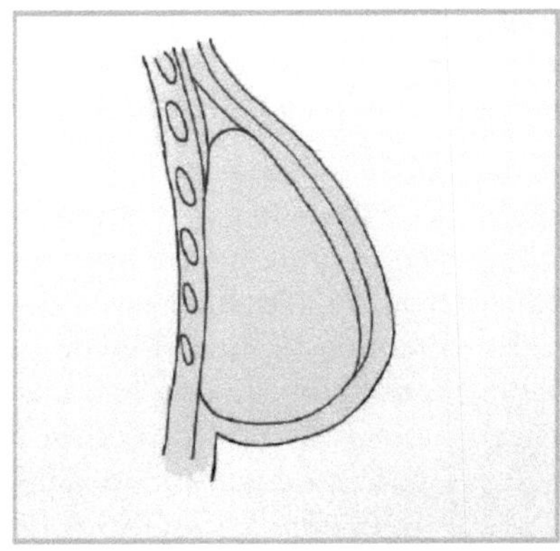

Um expansor e um implante

Os implantes mamários com enchimento de silicone são inigualáveis em termos de popularidade quando se trata de reconstruções mamárias.

Reconstrução mamária - Retalhos

As primeiras tentativas de reconstrução mamária foram as reconstruções autólogas. Na cirurgia plástica reconstrutiva, o objetivo é frequentemente reconstruir o defeito com o mesmo tipo de tecido que está em falta. Por vezes, este objetivo pode ser difícil de alcançar. Os seios são constituídos por pele, gordura e tecido glandular. Isto significa que as melhores reconstruções têm de fornecer pele e gordura à área, mas não se ganha nada em fornecer tecido glandular.

A primeira reconstrução mamária documentada foi realizada em 1895, quando Vincent Czerny, professor de cirurgia em Heidelberg, Alemanha, transplantou um grande lipoma para a parede torácica, substituindo a mama mastectomizada. As reconstruções mamárias foram evitadas durante muito tempo devido à oposição de Halsted. Ele argumentava que o cancro da mama era uma entidade regional e que a reconstrução da mama seria uma "violação do controlo local da doença". , ,[686974] Várias técnicas foram introduzidas durante a primeira metade do século passado, utilizando retalhos tubulares "ambulantes", quer da mama contralateral quer do abdómen. Senhor

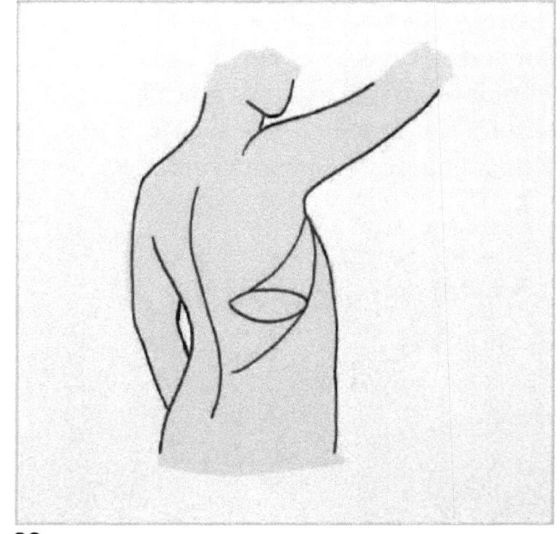

Harold Gilles utilizou um retalho do abdómen quando realizou a sua primeira reconstrução mamária em

1942. No entanto, a técnica estava associada a múltiplos procedimentos, morbilidade extensa da zona dadora e falhas ocasionais do retalho.[69,74]

O retalho do grande dorsal (LD)

Em 1979, o retalho LD foi introduzido para uma reconstrução de fase única de defeitos de mastectomia. ,[2875] Atualmente, o retalho LD é utilizado sobretudo em doentes irradiados. Durante o procedimento, a paciente é inicialmente colocada em decúbito lateral. As incisões são feitas à volta de uma ilha de pele nas costas. Em seguida, todo o músculo grande

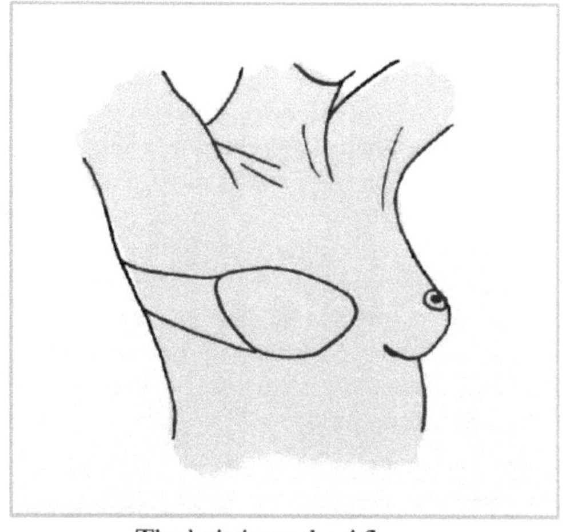

The latissimus dorsi flap

dorsal é dissecado a partir da sua origem na espinha ilíaca e nas vértebras, enquanto as ligações umerais do músculo são deixadas intactas juntamente com os seus vasos e nervo toracodorsais. Alguns cirurgiões dissecam o nervo toracodorsal e dividem-no de forma a diminuir o risco de animação mamária no pós-operatório. É feito um túnel desde a cicatriz da mastectomia até à axila e o retalho é transferido para a frente. A paciente é então virada para a posição supina e o peito é reconstruído em combinação com um implante de silicone. Uma das principais vantagens do retalho é o facto de a reconstrução ser feita com uma porção relativamente grande de tecido autólogo, a duração da cirurgia é muitas vezes mais curta do que nas reconstruções DIEP, a perda de sangue é baixa a moderada, o tempo de convalescença é relativamente curto e as complicações maiores são pouco frequentes. As desvantagens do retalho LD são o facto de a mama ser reconstruída parcialmente com tecido muscular, em vez de apenas com pele e gordura como no retalho DIEP, e de geralmente fornecer um volume demasiado pequeno, e na maioria dos casos ter de ser combinado com um implante,[74]

que pode causar contração capsular.

Nos últimos anos, foram descritos aperfeiçoamentos do retalho, por exemplo, o LD alargado,[76] o LD poupador de músculo,[77] e o mini LD.[78]

O retalho LD continua a ser um retalho muito utilizado na cirurgia reconstrutiva da mama, apesar de alguma morbilidade do local doador e do facto de a mama ser parcialmente substituída por tecido muscular.[28,79]

O retalho toracodorsal lateral com implante

A LTDF foi introduzida em 1986, quando Holmstrom e Lossing publicaram um artigo sobre ela na Plastic and Reconstructive Surgery.[29] Pode ser utilizada tanto na reconstrução primária como na secundária da mama. É um método de uma fase, com um implante após a mastectomia, mas também pode ser utilizado para reconstruir defeitos laterais das mamas após grandes lumpectomias, mas apenas como retalho fasciocutâneo. ,[8081] O retalho é desenhado lateralmente à área da mastectomia, com o seu bordo inferior alguns centímetros abaixo da nova prega inframamária. O retalho é então levantado, certificando-se de que a fáscia muscular profunda está incluída no retalho, e é rodado de uma posição horizontal para uma posição vertical, adicionando assim o tecido do retalho ao local da mastectomia.

É então dissecada uma bolsa sob o músculo peitoral maior, que é libertado da sua fixação inferior. Por fim, é colocado um implante sob

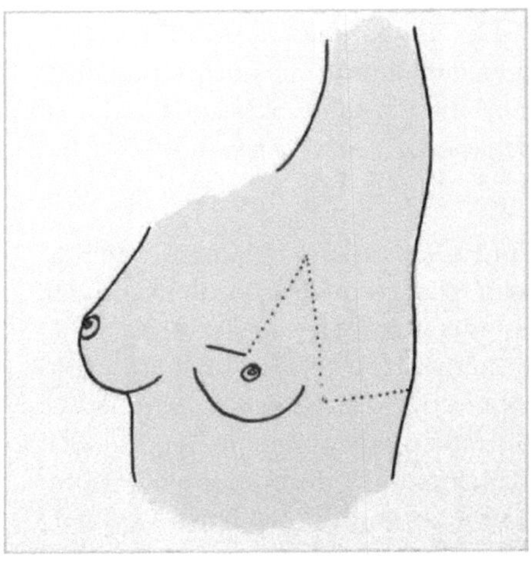

The thoracodorsal flap

o músculo. Originalmente, o retalho era descrito com implantes redondos, mas pode argumentar-se que os resultados estéticos após este tipo de cirurgia são melhores após a introdução de implantes anatómicos. As desvantagens do retalho são que as pacientes ficam com novas cicatrizes na mama reconstruída, podem ter necrose parcial do retalho e que este método tem sido associado a uma elevada frequência de contração capsular.[82,83]

A abaTRAM

O abdómen é, em muitos aspectos, o local doador perfeito para a reconstrução mamária. A espessura do tecido subcutâneo abdominal corresponde frequentemente ao tamanho da mama, e muitas pacientes vêem uma vantagem na abdominoplastia que é inevitável utilizando este método. O aspeto e a suavidade da mama reconstruída podem ser semelhantes aos da mama saudável. Mesmo em pacientes irradiadas, há uma boa hipótese de a nova mama se comportar como a mama saudável, no que diz respeito à ptose, tamanho, forma e flutuação do peso corporal.[84-89]

O retalho TRAM foi introduzido em 1982,[90] e posteriormente aperfeiçoado e modificado para melhorar o seu fornecimento de sangue.[91] É amplamente utilizado e continua a ser o retalho mais utilizado para reconstruções mamárias autólogas em muitos centros.[74] Durante o procedimento, toda a pele e gordura desde o umbigo até ao osso púbis é dissecada livre da fáscia muscular, exceto num lado do músculo reto abdominal, onde os vasos perfurantes entram no tecido subcutâneo a partir da epigástrica profunda através do músculo. O músculo reto abdominal é dividido inferiormente e o músculo é dissecado livremente da fáscia muscular profunda. Desta forma, o músculo funciona como pedículo para o tecido do retalho. O retalho é então tunelizado para a zona do peito e moldado como um peito. As desvantagens do retalho são a cicatrização prolongada, o enfraquecimento da parede abdominal, a possibilidade de hérnia e o facto de o retalho ser algo propenso a necrose da gordura ou necrose parcial da pele.

O retalho DIEP

Em 1979, Hans Holmstrom introduziu o "retalho de abdominoplastia livre"[92] que teve um efeito tremendo e mais tarde deu lugar ao retalho DIEP.

O TRAM livre tornou-se rapidamente um dos retalhos mais populares e fiáveis na cirurgia reconstrutiva da mama. Refinamentos adicionais do retalho deram origem ao TRAM poupador de músculo, em que apenas um pequeno segmento do músculo reto abdominal era colhido no retalho, e depois, para minimizar a morbilidade do local doador, o retalho perfurante epigástrico inferior profundo (DIEP), em que nenhum músculo é incluído e os nervos motores do músculo reto abdominal são poupados.[86,93,94]

Assim, um retalho DIEP fornece o mesmo tipo de tecido que o retalho TRAM, as possíveis vantagens da abdominoplastia, mas sem a morbidade do local doador do retalho TRAM. Estudos demonstraram que os retalhos DIEP têm um risco ligeiramente superior de qualquer tipo de necrose do retalho em comparação com o retalho TRAM, mas o retalho TRAM tem um risco superior de complicações abdominais.[88] Cada vez mais relatórios

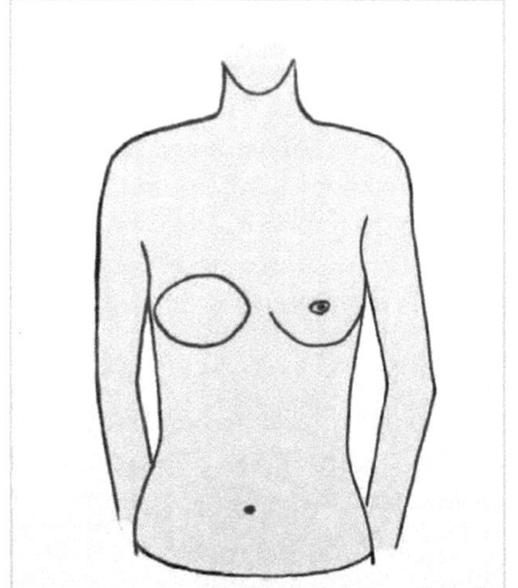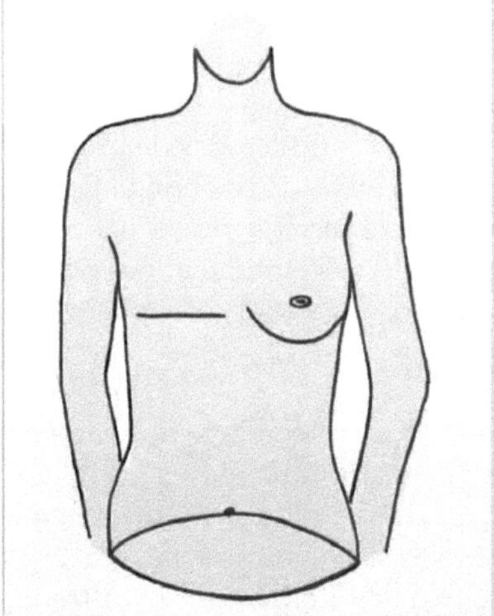

The DIEP flap

afirmam que os pacientes que recebem uma reconstrução DIEP estão mais satisfeitos com a sua reconstrução, em comparação com uma reconstrução baseada em implantes.[95,96]

Outros retalhos (retalho TFL/SGAP / IGAP/TUG)

Foram introduzidos vários outros retalhos livres para a reconstrução mamária. Tensor da fáscia lata (TFL),[97] retalho glúteo superior (SGAP),[98] retalho glúteo inferior (IGAP),[99] retalho transverso do grácil superior (TUG)[100] e retalho de Reuben são exemplos de alguns.[69] Nenhum destes retalhos é tão amplamente utilizado como o retalho DIEP. A razão pode ser que, tanto para o SGAP como para o IGAP, que são retalhos que podem fornecer volume suficiente para a reconstrução de uma mama de tamanho médio, a doente tem primeiro de estar em posição de decúbito ventral enquanto levanta o retalho e, em seguida, tem de se virar para que a anastomose dos vasos seja efectuada, o que pode prolongar o tempo isquémico do retalho. Outro problema pode ser o facto de, para a reconstrução unilateral, as zonas dadoras destes retalhos não serem simétricas e, por conseguinte, causarem deformidade, o que não é o caso da zona dadora do retalho DIEP.

Complicações após a reconstrução mamária

As complicações após a reconstrução mamária são comuns, consomem recursos consideráveis todos os anos[101-110] e afectam o bem-estar emocional e o nível de satisfação da paciente. ,[105111-114] Muitas sofrem de complicações possivelmente evitáveis. A satisfação do paciente e a qualidade de vida relacionada com a saúde são parâmetros frequentes na medição de resultados em cirurgia plástica. Este facto enfatiza a importância dos esforços para identificar e reduzir os possíveis riscos de complicações.

O risco de complicações pode estar relacionado com vários factores. O próprio método cirúrgico é importante, uma vez que diferentes métodos têm diferentes espectros de complicações.[115] A seleção dos doentes também é importante, uma vez que devem ser consideradas determinadas características dos doentes (por exemplo, idade, hábitos tabágicos, obesidade e terapêutica oncológica adjuvante). , ,[102106116-120] Uma vez feita a escolha individualizada do método de reconstrução, o procedimento cirúrgico deve ser optimizado no que diz respeito a factores perioperatórios, tais como a duração da cirurgia, a perda de sangue e as competências do cirurgião.

A escolha do método como fator de risco para complicações

Para melhor compreender e comparar a frequência das diferentes complicações entre os diferentes métodos de reconstrução mamária, é importante utilizar as mesmas definições de complicações. No entanto, há necessidade de estudos que investiguem e comparem sistematicamente a incidência de complicações em diferentes métodos de reconstrução em que sejam utilizadas as mesmas definições de complicações. Os estudos sobre a frequência de complicações após a reconstrução mamária têm, na sua maioria, comparado um número inadequado de métodos cirúrgicos e incluído um número limitado de doentes. , ,[94103105 ,121-137]

Factores perioperatórios

Certos factores perioperatórios podem distinguir entre o sucesso ou o fracasso da reconstrução.

Profilaxia antibiótica

A utilização rotineira de antibióticos profilácticos em cirurgia plástica continua a ser debatida. ,[138139] Os estudos realizados neste domínio apresentam resultados variados.

Uma comparação entre a administração de antibióticos no pré e pós-operatório e a administração de antibióticos apenas no pré-operatório mostrou um risco substancialmente maior de infeção pós-operatória,[140] enquanto outra comparação entre antibióticos profilácticos e não antibióticos não encontrou uma diferença significativa entre os grupos.[141] Hawn et al. realizaram um estudo em que um projeto destinado a melhorar a administração de antibióticos profilácticos não revelou qualquer melhoria nas infecções do local cirúrgico, apesar de uma melhor adesão ao programa.[142] Hunter sugeriu, num editorial da PRS, recomendações para a utilização de antibióticos profilácticos em cirurgia plástica,[143] mas ainda não é claro até que ponto estas ou quaisquer outras orientações são seguidas.

Duração da cirurgia

Estudos demonstraram que o tempo de operação prolongado é um fator de risco para a perda do expansor de tecidos, [144145] aumenta o risco de internamento não planeado após cirurgia plástica em ambulatório,[146] e tem uma elevada correlação com outras complicações, como a necrose da gordura, a necrose da pele e a infeção. [147148] Outros estudos não demonstraram uma relação entre a duração da cirurgia e o hematoma,[149] ou outras complicações pós-operatórias, como complicações da ferida, falha do retalho, tromboembolismo ou complicações respiratórias.[150-153] No entanto, a obesidade pode ser uma causa tanto de maior tempo de operação como de maior frequência de complicações. , ,[120134136154-159] ,Um estudo anterior mostra que a duração da cirurgia, medida em intervalos de 30 minutos, é um fator de risco independente para complicações médicas e cirúrgicas, mas que não afecta a mortalidade.[148]

Perda de sangue durante a cirurgia

A perda de sangue é uma consequência inevitável de todos os procedimentos cirúrgicos e a sua quantidade pode afetar o resultado após a cirurgia. Foram envidados vários esforços para a reduzir. A técnica de tumescência demonstrou reduzir a perda de sangue na cirurgia de queimaduras,[160] e a maioria dos anestésicos locais utilizados na cirurgia plástica contêm epinefrina para reduzir a perda de sangue. Também foi demonstrado que a administração de ácido trans-hexâmico pode efetivamente diminuir a perda de sangue na cirurgia de trauma maxilofacial.[161] As tentativas de reduzir a perda de sangue com hipotensão controlada têm sido bem sucedidas sobretudo na cirurgia de grande porte, apesar de não ter havido consenso sobre esta questão ao longo das décadas. ,[162163] A investigação noutros tipos de cirurgia que não a cirurgia plástica mostra uma forte associação entre a perda de sangue e o risco de complicações cirúrgicas.[162,164]

Os estudos sobre a perda de sangue no domínio da cirurgia plástica são escassos. Na cirurgia reconstrutiva da mama, um estudo não mostra qualquer correlação entre várias características dos doentes e a perda de sangue,[147] mas um estudo, analisando a relação entre a transfusão de sangue perioperatória e as complicações, encontrou uma forte correlação, mas o fator perioperatório da perda de sangue não foi diretamente estudado.[123]

Factores relacionados com o doente

Vários estudos examinaram a relação entre as características dos doentes e as complicações, , ,[102106117-120] mas os factores estudados são diferentes e os resultados não são conclusivos.

Radioterapia

Existem muitos estudos sobre radioterapia e complicações após a reconstrução mamária. Na maioria dos estudos, a radioterapia demonstra afetar negativamente os resultados após uma reconstrução com implantes, com um aumento das taxas de insucesso tardio, , ,[105116165] maus resultados estéticos, perda de simetria,[166-168] contração capsular e infeção, mesmo com a última geração de implantes e radioterapia moderna. , , , ,[105109116133165167169-175] , ,Os resultados dos estudos sobre radioterapia e reconstruções autólogas são mais contraditórios. Alguns estudos concluem que a radioterapia de uma mama, reconstruída com um retalho DIEP ou TRAM, não tem qualquer efeito sobre a reconstrução,[176,177] enquanto vários outros mostram um efeito negativo considerável sobre os resultados finais da reconstrução autóloga.[175,178-183] A reconstrução secundária com tecido autólogo numa parede torácica irradiada não parece aumentar o risco de eventos adversos.[95]

Quimioterapia

O acordo sobre quais os doentes que devem receber quimioterapia adjuvante não é tão simples como as directrizes para a administração de radioterapia. São utilizados vários protocolos em diferentes instituições e hospitais.184 A quimioterapia é administrada a doentes, em particular a tumores com receptores hormonais negativos.[185]

Muito se tem escrito§ sobre o efeito da quimioterapia neoadjuvante e da quimioterapia adjuvante nas complicações após reconstruções mamárias imediatas. ,[48,186-192] Os estudos sobre o efeito da quimioterapia nas complicações após reconstruções tardias são, no entanto, escassos e não são indiscutíveis.

A quimioterapia adjuvante está associada a uma taxa mais elevada de complicações e de insucesso da reconstrução, do que mesmo a radioterapia.[171] Outro estudo mostra uma tendência para mais complicações nos retalhos TRAM em doentes que fizeram quimioterapia,[101] um estudo mostra uma associação entre quimioterapia pré-operatória e infeção durante a expansão,[193] mas vários outros estudos não mostram qualquer associação entre quimioterapia adjuvante e eventos adversos após a reconstrução mamária.[130,165,194] A quimioterapia pré-operatória diminui a satisfação com a(s) mama(s), medida com o Breast-Q PROM.[195]

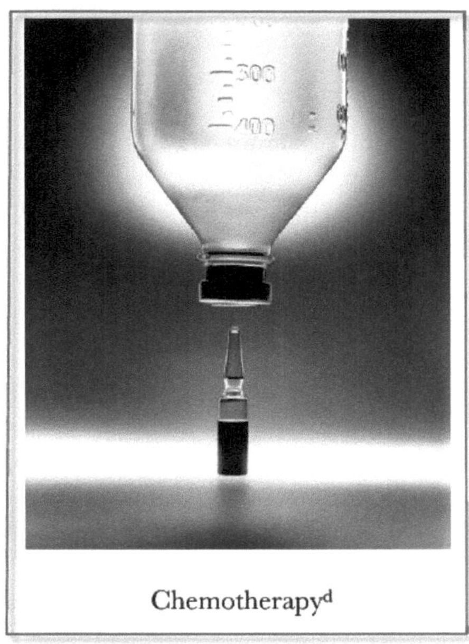

Terapia hormonal adjuvante

A terapia hormonal adjuvante é provavelmente a terapia adjuvante mais comum para o cancro da mama, uma vez que uma grande parte dos tumores de cancro da mama têm receptores para esterogénio ou progesterona, que estão associados à divisão celular.[196] Na reconstrução mamária, não existe um consenso geral sobre se a terapêutica hormonal adjuvante aumenta o risco de complicações. Alguns estudos mostram uma associação com complicações gerais[197] e, especialmente, com a contração capsular, ,[169198] enquanto outros estudos não mostraram tal associação.[171] ,[199-202]

Índice de massa corporal

O excesso de peso e a obesidade no mundo aumentaram consideravelmente nas últimas décadas. Para além de causar muitas doenças graves, como a diabetes mellitus, doenças ateroscleróticas e muitos tipos de cancro, afecta negativamente o resultado após a cirurgia. Está bem estabelecido que o IMC elevado aumenta o risco de complicações cirúrgicas e a morbilidade global. Isto é verdade tanto para a zona dadora como para a zona recetora, tanto para a reconstrução com implantes como para a reconstrução autóloga, para a reconstrução imediata e tardia e para a utilização de matriz dérmica acelular. , , , ,[125128132144157193203- 207] , ,O IMC elevado está associado a um efeito adverso na imagem corporal após a mastectomia profiláctica com reconstrução mamária imediata.[208] A satisfação geral não diminui nas pacientes obesas submetidas a reconstrução mamária, mas, no caso da reconstrução com implantes, estas têm menos satisfação estética do que as pacientes com reconstrução autóloga. [154,208,209]

Fumar

O tabagismo é comum, a prevalência está a aumentar em certas partes do mundo, mas a diminuir noutras.[210] Está bem estabelecido que o tabagismo pode ter um efeito prejudicial na reconstrução mamária com retalho livre, [91,94,106,107,120,135,211], mesmo que outros estudos não tenham encontrado esta relação. [104,212-214] O mesmo parece ser verdade para as reconstruções com implantes,[119,130,136,169,215,216] mesmo que nem todos os estudos confirmem os resultados.[193]

Idade

No mundo ocidental, a demografia das nações está a mudar, com um número crescente de indivíduos a atingir uma idade mais avançada. O cancro da mama também se torna mais comum com a idade, mas o prognóstico da doença está a melhorar, resultando em grupos maiores de sobreviventes de cancro da mama que solicitam reconstrução mamária. Numerosos estudos não mostram qualquer relação entre a idade e o risco de complicações, [94,120,150,212,214,217,221] enquanto outros estudos mostram que as doentes idosas têm certamente um risco acrescido. [119,144,215]

Diabetes mellitus

A prevalência da diabetes mellitus está a aumentar no mundo, principalmente devido à obesidade que está a aumentar. A diabetes tem sido associada a complicações pós-operatórias após a reconstrução autóloga, mas os resultados após a reconstrução mamária com implantes são mais contraditórios. [95,193,222,223] ,A diabetes não dependente de insulina está associada a complicações cirúrgicas, tanto nas reconstruções autólogas como nas reconstruções com implantes. A diabetes insulino-dependente está associada a complicações médicas e gerais. Outros estudos não encontraram qualquer associação entre a diabetes e as complicações pós-operatórias.[156]

Outros factores relacionados com o doente

Outras doenças têm sido associadas a complicações após a reconstrução mamária. No entanto, os relatos são relativamente poucos e os resultados não são consequentes. Os doentes com doença renal parecem ser mais propensos a complicações pós-operatórias em cirurgia plástica. [223,224] Muito pouco foi escrito sobre a história da TVP e complicações pós-operatórias, mas um estudo mostrou um risco acrescido de trombose na cirurgia de retalho livre em doentes hipercoaguláveis, e uma taxa de salvamento dos retalhos muito baixa.[225] No caso de doenças reumáticas e neurológicas concomitantes, os implantes de silicone mostraram, em alguns estudos anteriores, uma ligação a várias doenças reumáticas e neurológicas,[226] mas o oposto na maioria dos outros.[227-230] Não parecem existir relatórios sobre o efeito da doença reumática ou neurológica concomitante e o resultado após as reconstruções mamárias.

Qualidade de vida relacionada com a saúde

A ciência médica sempre se centrou em variáveis mensuráveis, como a mortalidade e a morbilidade. Com a melhoria da tecnologia, os investigadores têm sido capazes de medir variáveis objectivas com maior precisão. Este facto conduziu a avanços consideráveis nas opções de tratamento de diferentes doenças.[231]

No entanto, as medidas tradicionais ainda não foram capazes de medir experiências psicológicas subjectivas importantes, como a satisfação com a vida, as relações sociais, a segurança, o empenho e os interesses no futuro.[232] As medidas tradicionais também são insuficientes para avaliar doenças muito comuns, como a maioria das doenças mentais.[232] A relação entre as medidas médicas objectivas e as experiências subjectivas é frequentemente fraca ou inexistente.[233]

Os cuidados médicos modernos podem consumir recursos quase ilimitados. A procura de prioridades para diferentes tratamentos ou exames está a aumentar, e os recursos têm de ser atribuídos de forma a beneficiarem o maior número possível de pessoas.[234] Para que isto se torne realidade, as medições tradicionais e objectivas são inadequadas.[231]

As condições para as medições de HR-QoL são:

- Um conceito ou fenómeno bem definido a ser investigado

- Um grupo de doentes ou outros objectos de interesse

- Um instrumento HR-QoL para medir o conceito de interesse[235]

Existe um vasto número de instrumentos para medir a QdVRS, que podem ser classificados em genéricos ou específicos da doença. ,[236][237] Os genéricos, como o SF-36, destinam-se a um vasto leque de doentes, independentemente da idade ou do estado de saúde, e pretendem ser relevantes para a população em geral.[238] No entanto, são pouco sensíveis ao estudo de subgrupos ou da evolução de determinadas condições ao longo do tempo. Os instrumentos específicos estão orientados para uma doença ou um tratamento específico e podem medir com maior precisão as condições de grupos mais pequenos em que um instrumento geral não mostraria alterações significativas.[239-241] Por outro lado, os questionários específicos para doenças não podem medir a saúde geral numa grande população de pessoas.

Se a intenção é tirar conclusões para um grupo mais vasto do que apenas o grupo que responde ao questionário, o instrumento tem de ser sensível, fiável e válido.[242]

Embora por vezes ocorram intervenções que salvam vidas na cirurgia plástica reconstrutiva, o objetivo principal é melhorar a qualidade de vida dos doentes. É relativamente fácil medir certas variáveis, como a quantidade de tecido mamário removido cirurgicamente ou a recidiva de tumores cutâneos no rosto, mas também é essencial medir as alterações na QdV-RH quando se avaliam os resultados de um determinado tratamento.[243]

Todos os questionários HR-QoL são compostos por várias perguntas que são seleccionadas através de um processo de validade. Nenhum dos itens individuais pode medir diretamente a variável de interesse. Por conseguinte, nenhum instrumento de HR-QoL pode ser o *melhor* instrumento em todas as situações. Isto é particularmente verdade na cirurgia plástica.

Questionários

Informações gerais sobre PROMs

A psicometria é a disciplina da psicologia que se ocupa da conceção, administração e interpretação de testes quantitativos para a medição de variáveis psicológicas.[244] A psicometria utiliza medidas de resultados relatados pelos pacientes (PROMs) como instrumento para medir o objeto de interesse.

Os PROM são um conceito amplo, que pode incluir termos como fadiga, depressão ou dor ou sintomas físicos como náuseas e vómitos. ,[245][246] Um PROM é composto por um ou mais itens. Um item é uma pergunta cuja resposta é a manifestação de uma variável ou construção subjacente,[245] que é de interesse para os investigadores. Para aumentar a fiabilidade, são frequentemente utilizados vários itens que reflectem um único constructo. As escalas são então construídas a partir das respostas da coleção de itens. Estas escalas destinam-se a revelar o nível de uma variável subjacente, que não é facilmente observável através de perguntas directas.[247] Um questionário pode ser constituído por várias escalas e itens. Os questionários que medem a QdVRS contêm geralmente vários itens, mesmo que um instrumento só possa ter uma pergunta, como por exemplo: "De um modo geral, como tem sido a sua qualidade de vida nas últimas duas semanas?"

Cada pergunta de um questionário HR-QoL é uma expressão para cada item. Alguns destes itens podem ser avaliações simples de questões relacionadas com a QdVRS, como um sintoma físico. Outros conceitos de interesse da HR-QoL são mais complexos e, frequentemente, é necessário utilizar vários itens que, combinados, podem esclarecer o conceito de interesse, a chamada variável *latente*. A variável latente é uma construção que não pode ser medida diretamente por uma única variável ou item observável. É antes indiretamente medida com vários itens numa escala de vários itens.[248]

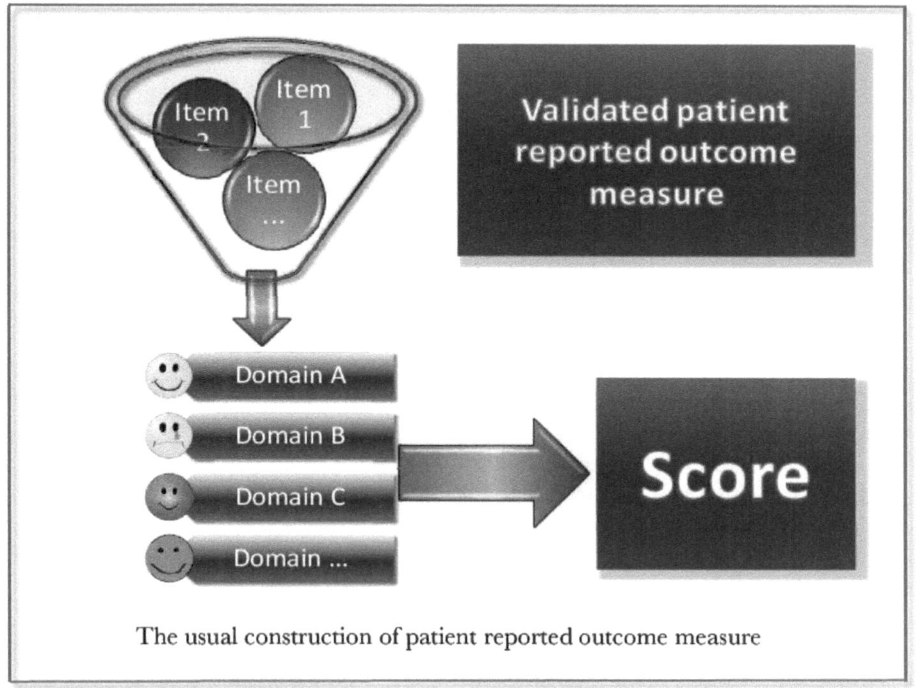

A construção habitual de medidas de resultados comunicados pelos doentes

Alguns aspectos psicológicos da QdVRS têm uma definição definida, explícita e universalmente aceite. Um exemplo disto é o stress, que se manifesta através de sintomas fisiológicos e psicológicos. Outros aspectos psicológicos podem ser discutíveis, e pode até debater-se se o conceito psicológico existe realmente como um conceito ou entidade distinta que possa ser medido. Um exemplo disto são as medições de uma vida plena ou do grau de autonomia percebido na vida.

As dificuldades na recolha de dados e em conseguir que os doentes respondam aos questionários são comuns nos ensaios clínicos.[249] O enviesamento dos resultados do PROM pode surgir devido a dados em falta, quer porque os respondentes saltam certas perguntas, quer porque não seguem as instruções dadas pelos investigadores.[237] Se os dados em falta forem sistemáticos, por exemplo, se muitos inquiridos omitirem a mesma pergunta, os resultados do PROM não podem ser representativos de todo o grupo, mas apenas do grupo que responde à pergunta. As consequências são que os resultados do estudo não podem ser considerados fiáveis. No entanto, se os dados em falta puderem ser considerados inteiramente aleatórios, então as análises efectuadas sobre os dados podem não ser tendenciosas, mas dependem do número de respostas.

Há duas concepções de estudo em que os PROMs são aplicados: estudos transversais e estudos de acompanhamento.

Os estudos transversais recolhem dados que representam um determinado grau de HR-QoL num determinado grupo de doentes.[237] Os resultados do PROM podem então ser comparados com a pontuação média conhecida na população em geral. Por exemplo, no Documento IV deste livro, as respostas do SF-36 do grupo de estudo foram comparadas com controlos da população geral sueca com a mesma idade.

Por outro lado, existem estudos de seguimento, em que as medições com os mesmos PROMs são efectuadas duas ou mais vezes durante um determinado período de tempo. ,,[237,248,250] O estudo de seguimento também pode ser utilizado como um estudo transversal num determinado momento, mas é sobretudo utilizado para avaliar alterações após uma intervenção específica.

Neste livro, os quatro PROMs (SF-36, EQ-5D, PGWB e Breast-Q) são utilizados como um instrumento transversal nos grupos de reconstrução, em que a HR-QoL é comparada entre 4 grupos submetidos a reconstrução mamária com diferentes métodos. Para além disso, o SF-36 é comparado com os valores de 930 pessoas da população normal sueca com a mesma idade. O Breast-Q tem um módulo pré-operatório e um módulo pós-operatório, pelo que pode ser utilizado como um instrumento de acompanhamento. Infelizmente, o Breast-Q ainda não tinha sido desenvolvido quando as pacientes do grupo de estudo foram operadas, pelo que não foi possível obter valores pré-operatórios. Para além disso, os valores do Breast-Q para uma população normal não existem, tanto quanto é do conhecimento dos autores. A obtenção destes valores pode constituir uma base para investigação futura.

Se o grupo de inquiridos for suficientemente grande, existe a possibilidade de descobrir alterações mínimas no nível médio de HR-QoL, ou seja, alterações pequenas, que são pouco relevantes para o doente individual.[237] No entanto, se o grupo de inquiridos for pequeno, tem de haver alterações consideráveis no PROM para se poderem obter resultados estatisticamente significativos.[251]

SF-36

O SF-36 é um *questionário de saúde de formato curto*, composto por 36 itens, introduzido pela primeira vez em 1988. Os 36 itens estão reunidos em 8 domínios funcionais de saúde e bem-estar. As escalas são depois agregadas em duas medidas sumárias de *saúde física* e *saúde mental*. Cada item pertence apenas a uma escala. Três dos domínios (*PF, RP e BP*) estão altamente correlacionados com a saúde física e contribuem mais para a escala de *síntese da componente física*. Três dos domínios (*SF, RE e MH*) estão altamente correlacionados com a saúde mental e contribuem mais para a escala de Resumo da Componente *Mental*. Três das escalas (*GH, VT e SF*) têm uma boa correlação tanto com o PCS como com o MCS.[238,252] O SF-36 é um PROM genérico, destinado a uma grande população de pessoas e, até à data, foi utilizado em cerca de 4 000 artigos publicados sobre mais de 200 doenças diferentes.[253]

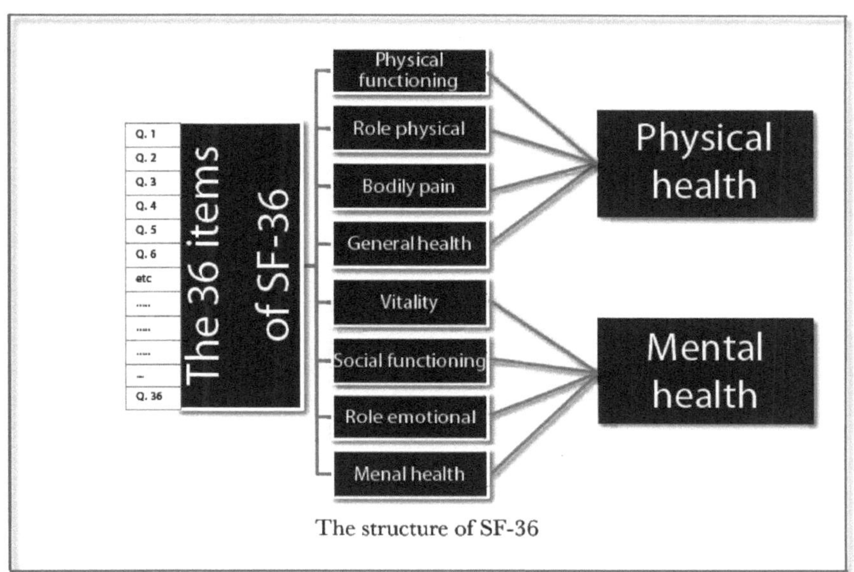

The structure of SF-36

Questionário EuroQol de cinco dimensões (EQ-5D)

O EQ-5D, um PROM genérico concebido como uma ferramenta de rastreio para grandes grupos de doentes, foi introduzido pela primeira vez em 1990 e resultou da cooperação de cientistas de vários países europeus, incluindo a Suécia. O principal objetivo do desenvolvimento do EQ-5D era desenvolver uma escala que fosse geral e não específica de uma determinada doença.[254] É constituída por cinco perguntas gerais: *mobilidade, cuidados pessoais, actividades habituais, dor/desconforto* e *ansiedade/depressão*. Cada pergunta tem três níveis: nenhum problema, algum problema ou um problema significativo. Na segunda página do questionário, encontra-se uma escala visual analógica (EVA) vertical de 20 cm, em que a parte superior corresponde ao "melhor estado de saúde imaginável" e a parte inferior ao "pior estado de saúde imaginável". A escala VAS fornece informações quantitativas que podem ser utilizadas como medida do estado de saúde dos inquiridos.

O EQ-5D foi amplamente estudado e utilizado tanto na população em geral como em amostras de doentes. Foi traduzido para mais de 170 línguas.[255] Uma vez que foram utilizados apenas 3 níveis para cada dimensão, a escala foi criticada por "efeitos de teto", ou seja, por não ser capaz de medir pequenas diferenças no estado de saúde ou em doentes com doenças ligeiras. Em resposta a estas críticas, foi concebida uma nova escala, mais pormenorizada, com 5 níveis: não ter problemas, ter problemas ligeiros, ter problemas moderados, ter problemas graves e não poder fazer/ter problemas extremos. [256] Neste livro, é utilizada a escala de 3 níveis, uma vez que a escala de 5 níveis só foi introduzida em 2009.

O EQ-5D tem sido utilizado em doentes com cancro da mama com bons resultados,[257] mas é raramente utilizado como escala única, sendo normalmente combinado com outras escalas PROM mais específicas.

Índice de bem-estar psicológico geral (PGWB)

Os fundamentos do PGWB foram construídos pelo trabalho de Harold Dupuy já em 1970-1971 e, em 1975, era um dos PROM mais utilizados. O PGWB mede a perceção subjectiva do bem-estar psicológico e geral e dos sintomas psicológicos. É utilizado para avaliar o bem-estar psicológico e a qualidade de vida em grandes grupos e em pessoas com doenças crónicas, especialmente doenças cardíacas e gastrointestinais. É composto por 22 itens e inclui seis dimensões: *ansiedade, humor deprimido, bem-estar positivo, autocontrolo, saúde geral e vitalidade,* e demora cerca de 10 minutos a ser preenchido.[258] O PGWB foi traduzido para muitas línguas, embora não tantas como o EQ-5D. Foi desenvolvida uma versão sueca do instrumento,[259] e estão disponíveis valores para a população em geral.

A PGWB foi utilizada em numerosos ensaios em muitas disciplinas e demonstrou fornecer valores fiáveis numa variedade de condições de saúde. A análise de populações gerais mostrou que as mulheres têm uma pontuação mais baixa do que os homens[260] e certas diferenças de idade.[261] Foi também demonstrado que o PGWB tem uma boa correlação com os factores de risco cardiovascular nos homens.[262]

No processo de pontuação, cada resposta aos 22 itens é convertida num valor numérico entre 1 e 6, o que pode dar uma pontuação entre 22 e 132. Uma vez que os valores de muitos outros PROMs são dados no intervalo de 1-100, os valores são normalmente transformados em conformidade para um valor entre 1 e 100. Considera-se que a PGWB é útil para avaliar as diferenças entre diferentes tipos de tratamento, mas não detecta diferenças clinicamente significativas no bem-estar enquanto PROM específico da doença. Por conseguinte, é frequentemente adequado utilizar o PGWB em combinação com outros questionários específicos.[258]

Uma vez que está bem estabelecido que as doentes com cancro da mama têm dificuldades com o bem-estar emocional[105,111,112] e uma pontuação mais baixa na saúde mental, como se mostra neste livro, é evidente que um instrumento validado e normalizado que aborde os sintomas de depressão, ansiedade, imagem corporal e estratégias de confronto tem lugar, em combinação com os instrumentos acima descritos. Existe uma grande quantidade de instrumentos deste tipo. Entre os mais utilizados contam-se o *Beck Depression Inventory II,*[263] *Clinically Useful Depression Outcome Scale,*[264] *The Psychological General Well-Being index*[265] *Body Image After Breast Cancer Questionnaire*[266] e *Coping Strategies Questionnaire*[261] A escolha dos instrumentos a utilizar depende do tema de interesse para os investigadores.

Peito-Q

Desde o início da investigação sobre os resultados relatados pelos doentes em cirurgia plástica, as medições têm sido efectuadas em grande parte com questionários genéricos e específicos de doenças, a maioria dos quais não foi validada para doentes submetidas a cirurgia mamária. Como resultado, estes instrumentos podem não ter sido suficientemente sensíveis para medir alterações neste grupo de doentes.[268] Ao longo dos anos, tem-se verificado uma falta de instrumentos bem validados de QdV-RH para medir os resultados após a reconstrução mamária. Pusic et al. publicaram um artigo de revisão em 2007, examinando 223 PROMs em cirurgia plástica e mostraram que apenas 7 deles cumpriam os critérios de evidência psicométrica para utilização em pacientes submetidas a cirurgia mamária.[269] O questionário Breast-Q foi especialmente desenvolvido e validado utilizando uma metodologia meticulosa com grupos de discussão, painéis de peritos, entrevistas a doentes e revisões detalhadas da literatura para avaliar os resultados após a reconstrução mamária. Isto inclui a utilização de métodos de medição Rasch e a construção de escalas a partir da perspetiva de análises psicométricas.[268,270]

A metodologia de medição Rasch é uma abordagem de modelação matemática, utilizada para conceber e rever o instrumento HR-QoL, cujos valores podem então ser analisados com segurança através de testes estatísticos paramétricos.[270]

No desenvolvimento do Breast-Q, o objetivo era construir um modelo que pudesse captar todo o processo de reconstrução e obter uma imagem representativa de toda a experiência da paciente, tanto em termos do efeito sobre a QdV-RH como da satisfação com os resultados.[271,272]

O produto do desenvolvimento foi uma medida de resultados relatados pelas pacientes bem validada, desenvolvida para avaliar a QdV-RH e a satisfação das pacientes em mulheres tratadas com diferentes tipos de cirurgia mamária.[273]

Num curto espaço de tempo, o Breast-Q tornou-se o instrumento de eleição para avaliar os resultados relatados pelas pacientes após a reconstrução mamária. O Breast-Q baseia-se em dois temas subjacentes: HR- QoL e satisfação da paciente. Cada um destes temas tem os subtemas de *bem-estar físico, psicossocial* e *sexual, e satisfação com os cuidados, satisfação com os seios* e *satisfação com o resultado global*.[274] As escalas do questionário Breast-Q são desenvolvidas a partir dos subtemas e abordam as questões mais importantes para as pacientes em questão.[273]

Não é necessário utilizar todas as escalas do Breast-Q de uma só vez. Existe a possibilidade de utilizar uma ou algumas das escalas, por exemplo, se o objetivo for medir a qualidade dos cuidados prestados pelo pessoal do consultório.[271]

O processo de cuidados é medido com diferentes escalas, abordando a satisfação com a informação pré-operatória e a satisfação com o tratamento do cirurgião plástico e de outros membros da equipa médica.

Outros questionários / aspectos futuros

A metodologia utilizada para desenvolver o Breast-Q foi agora utilizada para criar questionários para outras condições em cirurgia plástica; ou já utilizados ou ainda em desenvolvimento. Os mesmos investigadores que criaram o Breast-Q introduziram agora o Face-Q.[275] O Face-Q é um questionário que mede a experiência e os resultados após a cirurgia estética facial na perspetiva do doente, que também abrange a QdV e a satisfação. É composto por mais de 40 escalas diferentes, dando a oportunidade de adaptar melhor o questionário às necessidades dos investigadores e aos temas de interesse. Ainda em desenvolvimento estão o Cleft-Q, destinado à população de doentes com fendas labiais e palatinas, e o Body-Q, destinado à população de cirurgia de contorno corporal.[276]

CAPÍTULO 2. OBJECTIVO

Os objectivos deste livro são:

1. Examinar sistematicamente as complicações após a reconstrução mamária em relação a cada um dos métodos reconstrutivos utilizados.

2. Encontrar factores de risco perioperatórios independentes para complicações.

3. Encontrar factores de risco independentes relacionados com o doente para complicações.

4. Examinar o efeito da reconstrução mamária na qualidade de vida relacionada com a saúde

CAPÍTULO 3. PACIENTES E MÉTODOS

Amostras de estudo e extração de dados

Na primeira etapa da recolha de dados a analisar para o presente livro, foi obtida uma lista de todos os doentes que tinham sido submetidos a qualquer tipo de reconstrução mamária utilizando o software Operätt (C&S Healthcare Software AB, Molndal, Suécia), que é a aplicação de planeamento e gestão da base de dados dos blocos operatórios do Departamento de Cirurgia Plástica do Hospital Universitário Sahlgrenska. O período de estudo teve início em 2003, ano a partir do qual o Sahlgrenska começou a utilizar registos médicos electrónicos facilmente acessíveis aos investigadores. O final de 2009 foi escolhido como ponto final, uma vez que, a partir de 2010, está a decorrer um estudo prospetivo aleatório sobre os quatro métodos mais comuns de reconstrução mamária. Os resultados desse estudo serão apresentados numa fase posterior.

Na etapa seguinte, foi concebida uma base de dados FileMaker (Filemaker Inc., Santa Clara, CA), cujo objetivo era captar todo o processo de reconstrução, desde a primeira consulta até à última visita de acompanhamento. Foram recolhidas inúmeras variáveis para cada doente. O número total de pacientes na base de dados foi de 1049. Um número relativamente grande de pacientes na base de dados tinha sido submetido apenas a correcções cosméticas, reconstrução do complexo mamilo/aréola (NAC), ou não tinha dados de seguimento há mais de 30 dias, pelo que foram excluídos. A maior parte do trabalho foi aplicada à demografia, aos dados da operação e aos dados de seguimento, mas a base de dados também foi programada para guardar imagens antes e depois, juntamente com informações sobre o custo do processo reconstrutivo.

No Estudo I, o grupo de estudo foi constituído por doentes que receberam uma primeira reconstrução com um dos 5 métodos mais comuns de reconstrução tardia utilizados no Departamento durante o período de estudo. Isto perfaz um total de 685 pacientes.

Dado que o método de DI foi abandonado durante o período de estudo, decidiu-se, para os artigos II e III, omitir este grupo e utilizar apenas os métodos mais comuns de DIEP, LD, LTDF e EXP. Assim, obtivemos um total de 623 pacientes.

Na análise da satisfação e do HR-QoL, foi decidido *não* excluir os doentes que tinham sido previamente reconstruídos. Assim, o estudo IV conta com um total de 685 doentes. O facto de este número de doentes ser o mesmo que o do Estudo I é mera coincidência.

Os dados dos doentes, desde a primeira consulta até à última visita de seguimento, foram recolhidos a partir dos programas informáticos médicos Melior (Siemens

Health Care, Upplands Vasby, Suécia) e Operätt.

Data collection		
Name	Date of first referral	Pharmaceutical used
Social security number	Surgeon making first assessment	ASA
Address	ASA classification	Anticoagulants
Age	**Previous diseases**	Adjuvant hormone therapy
Smoking	Heredity for breast cancer	Corticosteroids
BMI	Bleeding disorder	**Breast cancer surgery**
Length	Diabetes	Sector resection
Weight	Rheumatic disease	Mastectomy
Chemotherapy	Lung disease	Direct reconstruction
Radiotherapy	Heart disease	**Contralateral breast**
Previous reconstruction	Renal disease	Mastopexy
Breast reconstruction method	Liver disease	Breast reduction
DIEP flap	Hypothyroidism	Breast augmentation
Latissimus dorsi flap	Neurologic disease	Other
Lateral thoracodorsal flap	DVT or lung embolus	**Early follow up (< 30 days)**
Expander / implant	**First operation**	Date
Direct implant	Date	Surgeon making assessment
Other	Surgeon	Reoperation
Late follow-up	Assistent 1	Signs of infection
Same factors as early follow-up	Assistent 2	Antibiotics administered
Dogears	Duration of surgery	Bacterial culture taken
PAD	Operation codes	Complication of mammilla
Scar problems	Antibiotic prophylaxis	Fat necrosis
Implant replacement	Blood loss during surgery	Skin necrosis
Questionnaires	Drains	Wound rupture
SF-36	Implant (kind of implant)	Hematoma
EQ-5D	Transexam acid adm.	Seroma
PGWB	Desmopressin adm.	Pneumonia
Breast-Q	Reoperation	Pneumothorax
Follow-up time in months	**Days of admittance**	Blood transfusion
Date of first operation	**Second operation**	DVT or lung embolus
Last follow-up visit	Same factors as first operation	Local of complication
Included in study	**Third operation**	Surgical treatment for complications
Yes / no	(etc.)	Implant event

Recolha de dados

Os dados sobre os parâmetros de interesse foram então extraídos da base de dados.

Extração de dados, Documento I

O artigo I foi um estudo retrospetivo de um único centro de doentes com cancro da mama que tinham sido submetidas a mastectomia unilateral e que foram tratadas cirurgicamente com procedimentos de reconstrução mamária unilateral tardia no Serviço entre 2003 e 2009.

Os critérios de inclusão foram a reconstrução unilateral pela primeira vez com um dos cinco métodos diferentes de reconstrução mamária tardia: (1) DIEP, (2) LD, (3) LTDF, (4) EXP e (5) DI; e a disponibilidade de dados sobre pelo menos 30 dias de acompanhamento (Tabela 2).

Critérios de inclusão:	
Primeira reconstrução tardia com:	retalho DIEP
	Retalho do latissimus dorsi
	Retalho toracodorsal lateral
	Expansor com implante secundário
	Implante direto
Critérios de exclusão:	
Dados do acompanhamento < 30 dias	

Critérios de inclusão e exclusão, Documento I

Os critérios de exclusão foram os dados relativos a um período de seguimento inferior a 30 dias, se o doente ainda estivesse em tratamento ou se apenas tivessem sido efectuados procedimentos que não a primeira reconstrução.

Documento 1	
Demografia	Procedimento principal
Idade	Duração da cirurgia
IMC	Perda de sangue durante a cirurgia
Fumar	
Quimioterapia	Internamento hospitalar
Radioterapia	Número total de procedimentos
Reconstrução anterior	Duração total da cirurgia
Produtos farmacêuticos utilizados	Tempo total de hospitalização
	Complicações
Doenças concomitantes	Cedo
Tempo de seguimento	Tarde

Extração de dados, Documento I

Complicações precoces	Definição
Complicações gerais	Todos os eventos de complicações registadas
Sinais de infeção	Induração, vermelhidão, corrimento da ferida, pus e/ou sinais sistémicos de infeção
Administração de antibióticos	Antibióticos pós-operatórios administrados durante o acompanhamento de < 30 dias
Complicações locais gerais	Necrose da gordura, necrose da pele, hematoma, seroma e rutura da ferida combinados

Necrose da gordura	Firmeza não infecciosa, vermelhidão ou corrimento não infecioso da ferida
Necrose cutânea	Necrose da pele do retalho ou do local recetor da reconstrução
Hematoma	Recolha localizada de sangue no local do dador ou do recetor, independentemente da necessidade de reoperação
Seroma	Recolha de líquido seroso no local do dador ou do recetor
Rutura da ferida	Abertura de ferida cirúrgica sem causa infecciosa ou necrose cutânea
Cirurgia	Procedimentos cirúrgicos pós-operatórios para tratar complicações durante o seguimento de 30 dias
Complicações tardias	**Definição**
O mesmo que as complicações precoces	*As mesmas definições, mas com início > 30 dias*
Cicatrizes que necessitam de tratamento	Necessidade de pensos de compressão de silicone, injeção de esteróides ou revisão da cicatriz
Orelhas de cão	Quando o diagnóstico foi registado no processo clínico do doente
Cirurgia	Procedimentos cirúrgicos para tratar complicações ou correcções cosméticas secundárias

Complicações registadas e respectivas definições, Documento I - IV

A reconstrução do NAC não foi especificamente registada, uma vez que nem todos os doentes solicitaram este procedimento. No grupo EXP, o primeiro e o segundo procedimentos foram compilados para todos os parâmetros perioperatórios e de seguimento. Os parâmetros de seguimento e as complicações encontradas foram divididos em precoces (≤30 dias após a cirurgia) e tardias (>30 dias após a cirurgia). As complicações registadas e as definições são apresentadas na tabela acima.

Extração de dados, Documentos II e III

Uma vez que o método de DI foi omitido, o número de doentes inscritos nos estudos dos Documentos II e III foi inferior ao do Documento I. Isto também resultou em variáveis demográficas ligeiramente diferentes para o grupo *global* em comparação com o Documento I; estas variáveis foram, naturalmente, as mesmas para cada grupo de métodos. Os critérios de inclusão e exclusão, o registo dos fármacos e das doenças concomitantes foram os mesmos que no Documento I. As definições de complicações foram as mesmas que no Documento I e os parâmetros de acompanhamento e as complicações encontradas foram registados da mesma forma.

Além disso, os parâmetros perioperatórios extraídos foram o nome do cirurgião, a duração da cirurgia (medida desde a primeira incisão até ao último ponto) e a perda de sangue durante a cirurgia (volume de sangue no sistema de aspiração e o peso das gazes utilizadas).

Amostra do estudo e extração de dados, Documento IV

Foram recolhidos os mesmos factores demográficos que nos Documentos I-III. O registo dos fármacos e das doenças concomitantes foi idêntico ao do Documento I. Só foram incluídos os doentes que responderam aos questionários HR-QoL. Os critérios de exclusão foram os mesmos que nos Documentos I-III.

Paper IV	
Demography	
Reconstruction method	Years from primary surgery
Age	Follow-up time
BMI	ASA Classification
Smoking	Complications
Chemotherapy	Early
Radiotherapy	Late

Data extraction, Paper IV

Além disso, foram recolhidos o número de anos desde o procedimento reconstrutivo primário até à submissão dos questionários, o tempo de seguimento em meses desde a primeira consulta até à última visita de seguimento e as pontuações do sistema de classificação do estado físico da American Society of Anaesthesiologists (ASA).[277]

Estatísticas

O cerne de qualquer estudo quantitativo são os métodos estatísticos utilizados para provar ou rejeitar a hipótese.

Média e mediana

O método mais comum para analisar o nível de múltiplas observações ou medições consiste em calcular a média dos valores do grupo (a média da amostra). Matematicamente, isto é descrito na seguinte equação:

$$\bar{x} = \frac{\sum_{i=1}^{n} x_i}{n}$$

..where $\bar{x}$ is the mean, Σ is the sum of the n number of i observations

Outra medida comum é a mediana, que é o valor médio, quando todos os valores de uma série de amostras são ordenados de baixo para cima.[278] Este método é frequentemente utilizado se a distribuição dos dados não for uma distribuição normal (Gaussiana). Para descrever melhor a distribuição dos dados, podem ser descritos os quartis ou percentis. O quartil inferior *(Q1)* de uma mediana é onde 75% das observações estão acima e o quartil superior *(Q3)*, onde 25% das observações estão acima.[279] Quando 50% das observações estão acima e 50% abaixo *(Q2)*, é, obviamente, a mediana.

A média e a mediana são amplamente utilizadas na apresentação dos resultados deste livro.

Erro padrão e desvio padrão

Outro método para descrever a distribuição de uma amostra consiste em descrever a diferença média entre as observações e a média, ou seja, a distância média entre os dados e a média. Esta é a base para o cálculo do desvio padrão (DP), que matematicamente é descrito como:

$$SD = \sqrt{\frac{\sum (x - \bar{x})^2}{N - 1}}$$

...where x is the sample value, $\bar{x}$ is the mean, Σ is the sum of the squared difference between the mean and the value and N is the number of observations.

É necessário elevar as diferenças ao quadrado, caso contrário os valores negativos da diferença (valores inferiores à média), quando somados com os valores superiores à média, resultariam em zero. O resultado após o quadrado é chamado de erro padrão (EP) da distribuição, e quando a raiz quadrada é tirada do EP, temos o desvio padrão.[278]

Distribuição dos dados

A distribuição dos dados é uma caraterística fundamental na escolha do teste estatístico adequado para os dados em análise.

Normal (distribuição Gaussiana)

A distribuição mais comum em bioestatística é a chamada distribuição normal, ou distribuição gaussiana.[278] Esta é a distribuição mais comum na natureza, quando o número de valores de variáveis independentes é suficientemente grande. Além disso, quando há muitas medições de uma variável, medidas em qualquer processo independente, a distribuição do erro em relação ao valor verdadeiro (erros de medição) tem distribuições que são quase normais. A distribuição normal é um conceito matemático; nada na natureza tem uma distribuição normal perfeita, quanto mais não seja porque as medições de uma amostra nunca são ilimitadas.[280] No entanto, não existe outra caraterística que possa descrever melhor a distribuição da maioria dos sistemas observáveis. Os dados normalmente distribuídos não se restringem a uma única distribuição - existe um número infinito de distribuições normais, cada uma com as suas próprias médias e desvios-padrão.[281]

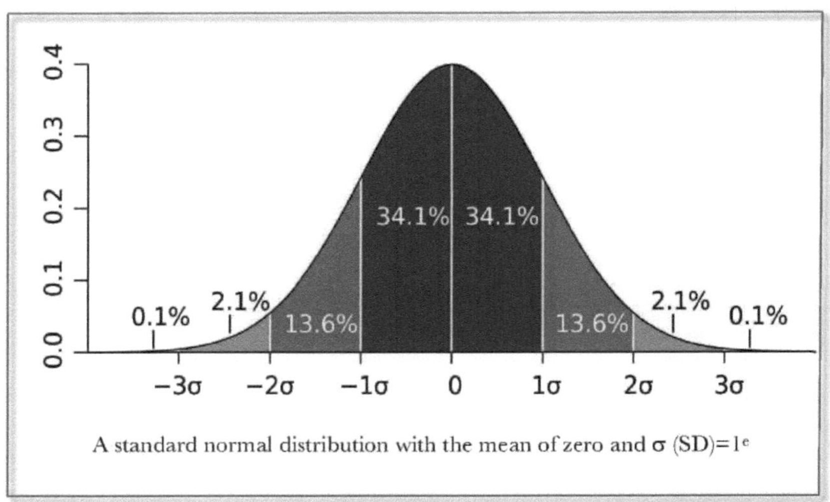

À medida que o DP se torna mais pequeno, as observações ficam cada vez mais próximas da média (mais compactas), mas à medida que o DP aumenta, a dispersão das observações fica mais afastada da média da amostra, apresentando uma curva em forma de sino mais larga.[282]

No entanto, para cada distribuição normal, existe a possibilidade de "normalizar" os valores da distribuição, ou seja, transformar os valores observados nos chamados z-scores, em que, por definição, a média da distribuição é 0 e cada desvio padrão, por vezes descrito com a letra grega sigma (σ), tem o valor de1.[281]

Intervalos de confiança

Outra forma de descrever a distribuição é através de intervalos de confiança (IC). Partindo do pressuposto de que a distribuição das observações é uma distribuição normal, é possível calcular os valores que nos permitem dizer que temos $x\%$ de certeza de que a verdadeira média se situa dentro do intervalo dado. Em ciência, o intervalo de confiança de 95% é comummente utilizado,[283] e assim também nos estudos deste livro

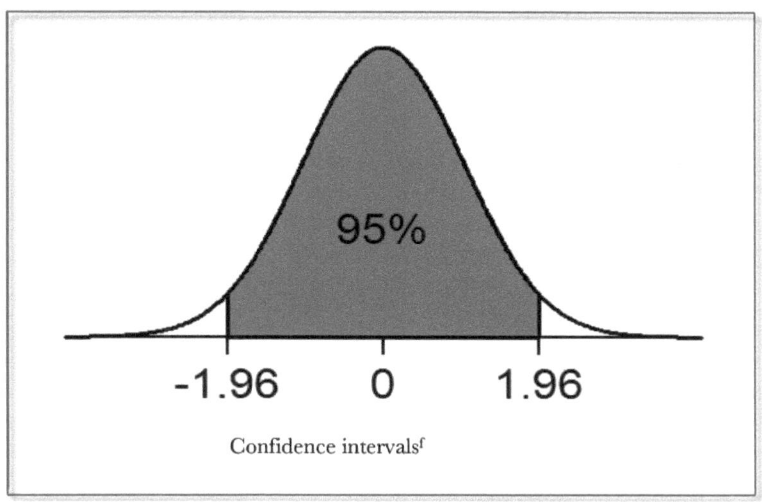

valores de p

Se nos limitarmos a indicar se uma hipótese é rejeitada ou não, estamos a descartar informação que pode ser importante. Idealmente, deveria haver uma medida de quão perto a hipótese está de ser rejeitada ou aceite. Para esta medida, são utilizados os valores p. Por definição, o valor p é o nível de significância mais pequeno para o qual podemos falsamente rejeitar a hipótese nula com a nossa estatística de teste observada. Por outras palavras, o valor p é a maior probabilidade de os nossos resultados serem uma coincidência. Em ciência, o valor mais comum considerado estatisticamente significativo é 0,05.[284] Normalmente, não faz sentido apresentar o valor exato de um valor p <0,001.[282]

Os valores de p são apresentados em todos os estudos deste livro.

Testes paramétricos e não paramétricos

Os dados das observações em bioestatística podem ser de dois tipos diferentes: paramétricos ou não paramétricos. É importante determinar de que tipo são os dados, porque isso decide qual o teste estatístico a utilizar.

Os testes não paramétricos utilizam menos informação do que os testes paramétricos e são, por isso, mais conservadores e menos poderosos. Isto significa que, se for utilizado um teste não paramétrico em dados paramétricos, a probabilidade de obter resultados significativos é menor do que se forem utilizados testes paramétricos (e mais correctos). Deste modo, corre-se o risco de aceitar falsamente a hipótese nula, quando existe efetivamente uma diferença significativa.[285]

Os testes paramétricos utilizam mais informação do que os testes não paramétricos e são, por isso, mais poderosos. Isto significa que, se os testes paramétricos forem utilizados (incorretamente) em dados não paramétricos, corre-se o risco de rejeitar falsamente a hipótese nula.[286]

Em suma, é o tipo de dados que decide qual o teste estatístico a utilizar. Nos dados não paramétricos, as variáveis são normalmente dados nominais, ordinais ou intervalares. Um exemplo de dados nominais pode ser o género dos sujeitos, um exemplo de dados ordinais é uma escala de Likert[287] dos instrumentos HR-QoL, e um exemplo de dados intervalares é a idade dos sujeitos.

A forma mais comum de determinar se os dados têm uma distribuição normal é efetuar uma análise num pacote estatístico informático. Os dois testes de normalidade mais comuns são o teste de Kolmogorov-Smirnov[288] e o teste de Shapiro-Wilks.[289] Ambos são interpretados da mesma forma. Se o teste for estatisticamente significativo, os dados *não* têm uma distribuição normal.

Os testes paramétricos pressupõem frequentemente que as variâncias da variável medida são homogéneas, geralmente uma distribuição normal. Em contrapartida, os testes não paramétricos não fazem quaisquer suposições sobre as variâncias da variável medida.

Os testes paramétricos pressupõem que as variáveis medidas são independentes umas das outras, enquanto os testes não paramétricos podem ser utilizados para qualquer tipo de associação entre as variáveis. Os testes não paramétricos são frequentemente utilizados para amostras de pequena dimensão (n <30). A probabilidade de concluir erradamente que existe uma diferença significativa entre os grupos (erro de tipo I) é menor se se utilizar uma alternativa não paramétrica.

Ao longo deste livro, são utilizados testes paramétricos e não paramétricos na apresentação dos resultados.

Relação entre variáveis categóricas

É bastante comum efetuar testes sobre a relação entre duas ou mais variáveis categóricas. Depois, os valores são resumidos numa tabela de contingência. Um exemplo de uma tabela de contingência pode ser visto na tabela do próximo subcapítulo. A tabela é utilizada para examinar a associação entre as variáveis e para calcular determinadas medidas descritivas. Numa tabela de contingência, a hipótese nula afirma que as variáveis são independentes umas das outras, de modo que o conhecimento do valor de uma delas não dá qualquer informação sobre a outra variável.[290]

Outro teste bem conhecido, o teste exato de Fisher, é aplicado principalmente em tabelas dois a dois e fornece um valor p exato. O valor p é calculado como a soma das probabilidades para a contagem observada e todos os valores mais extremos sob a hipótese nula.[291]

Rácio de risco e rácio de probabilidades

Uma formulação alternativa à hipótese nula de independência é declará-la como uma comparação de proporções. Para uma tabela de contingência dois a dois, torna-se uma comparação de duas proporções com base nas linhas ou nas colunas.

Um cenário comum é o de uma variável que descreve o estado de saúde e uma variável que descreve se os indivíduos estão ou não expostos a algum fator de risco. Uma tabela de contingência teórica tem então o seguinte aspeto

	Caso	Controlo	Total
Exposto	a	b	a + b
Não exposto	c	d	c + d
Total	a + c	b + d	

Exemplo de uma tabela de contingência

Dada a tabela de contingência, o risco (r_1) de ser um caso exposto é

$$r_1 = \frac{a}{(a+b)}$$

r_1 is the probability of being a "case" of all "exposed"

e o risco (r_2) de ser um caso não exposto é

$$r_2 = \frac{c}{c+d}$$

r_2 is the probability of being a "case" of all "unexposed"

Quando isto é aplicado ao teste de hipóteses, a hipótese nula é:

$$H_0 : r_1 - r_2 = 0$$

The null hypothesis states that the risk of being a case when exposed, minus the risk of being a case when unexposed is zero

e a hipótese é então:

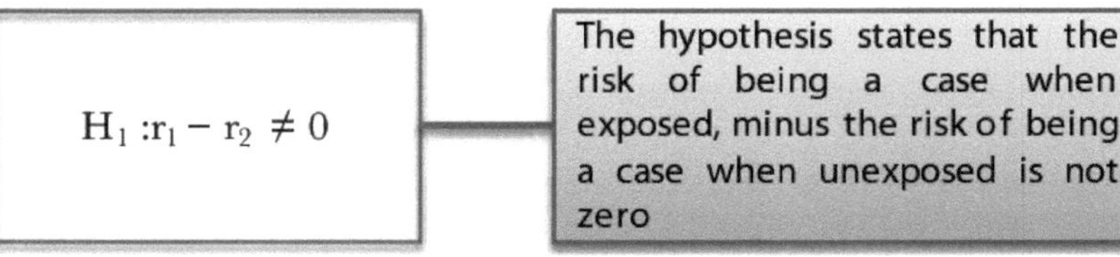

$$H_1 : r_1 - r_2 \neq 0$$

Daqui se pode concluir que:

$$H_1 = \frac{r_1}{r_2} \neq 1$$

o que dá o rácio de risco (risco relativo) como:

$$RR = \frac{r_1}{r_2}$$

Uma forma mais prática de apresentar os dados é calcular a razão de chances (OR). Primeiro, calculamos a probabilidade de um acontecimento, o que é feito com a fórmula:

$$event = \frac{p}{(1-p)}$$

O rácio de probabilidades é então o rácio de duas probabilidades:

$$OR = \frac{r_1 / (1-r_1)}{r_2 / (1-r_2)}$$

O resultado da OR é interpretado como o risco de ser um "caso" quando exposto a um determinado fator.[292]

Como exemplo de Pampel,[293] explicando a relação entre probabilidades e rácio de probabilidades: Nos EUA, 29,5% dos homens e 13,1% das mulheres possuem uma arma. Como a probabilidade de posse de arma para os homens é igual a 0,418 (0,295 / 0,705), isso indica que cerca de 4 homens possuem uma arma para 10 que não a possuem. A probabilidade de posse de arma para as mulheres é igual a 0,151, ou seja, cerca de 1,5 mulheres possuem uma arma para cada 10 que não possuem. O rácio de probabilidades entre homens e mulheres é igual a 0,418 / 0,151=2,77, o que significa que as probabilidades de posse de armas são quase três vezes superiores para os homens do que para as mulheres.

Outro exemplo, se o OR for 5 para a contração capsular, quando exposto a radioterapia, em comparação com não exposto a radioterapia, o risco é 5 vezes maior no grupo irradiado, em comparação com o não irradiado.

Regressão linear

Em bioestatística, a relação entre duas variáveis (como X e Y) é frequentemente linear. Isto significa que, se o valor de uma variável for conhecido (X), podemos estimar o valor de Y.

A fórmula mais simples para isso é:

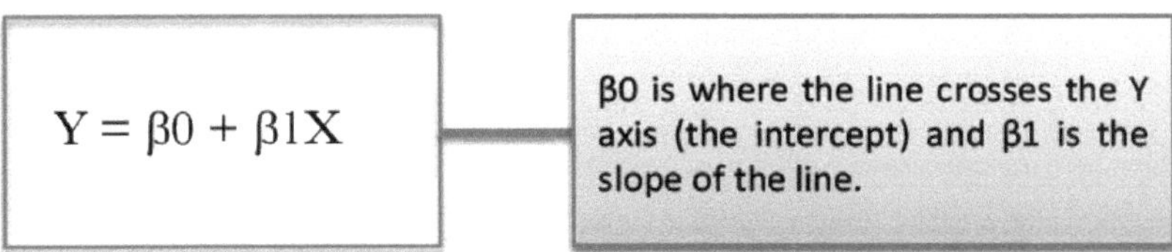

A interpretação do declive é a variação em Y que corresponde a um aumento de uma unidade em X.

Na vida real, nenhuma observação se ajusta exatamente a um modelo como este, no entanto, esta fórmula pode ser a forma mais correcta de descrever a relação entre duas variáveis. Uma descrição melhor poderia ser: "Y é a resposta média para um determinado valor de X."

Obtém-se assim a fórmula matemática:

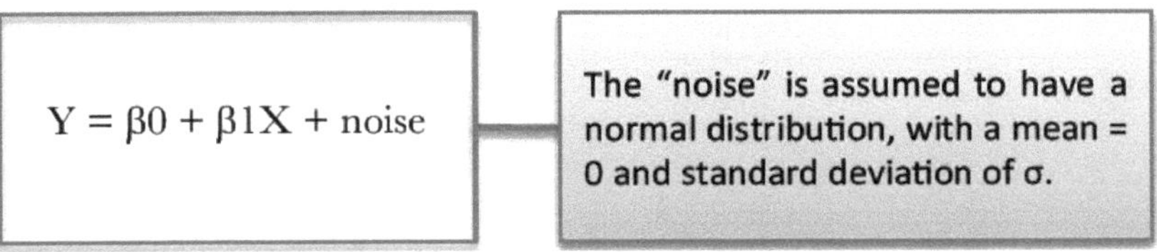

[14]Quando temos certos valores medidos, como na figura abaixo, o β1 (o declive da reta) é determinado como o declive que dá a soma

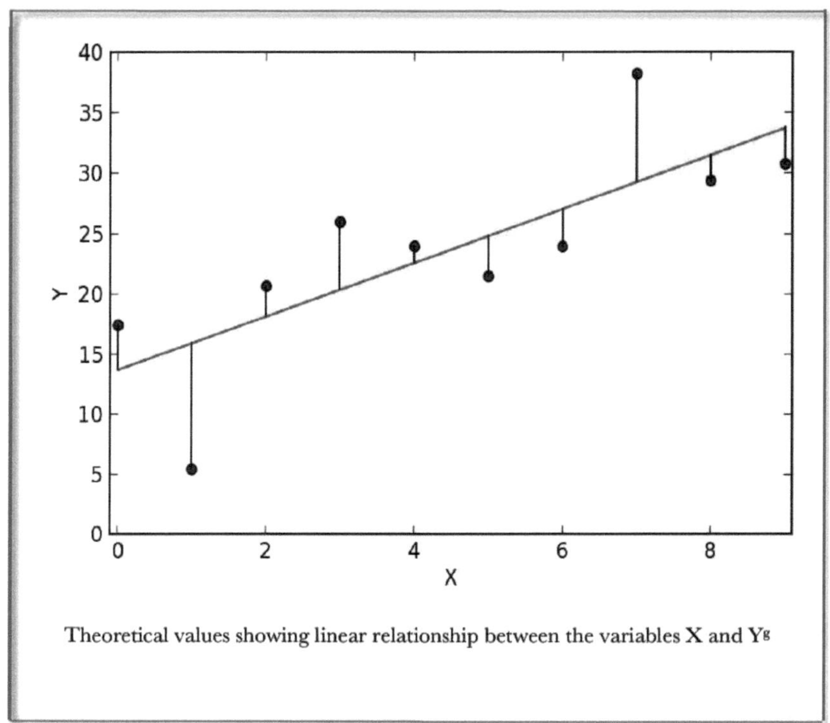

Theoretical values showing linear relationship between the variables X and Y[g]

dos quadrados das distâncias verticais que são minimizadas. A razão pela qual as distâncias são elevadas ao quadrado, é que resolve o problema com valores negativos.[294]

Se não existir qualquer relação entre as variáveis, o declive da reta é 0.

Utilizando isto no teste de hipóteses, obtém-se:

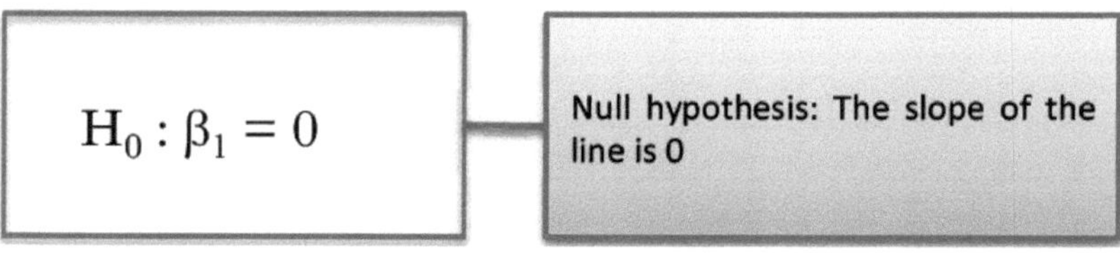

e:

[g]*De* https://commons.wikimedia.Org/wiki/File:Residuals_for_Linear_Regression_Fit.png. *Licença CC BY 3.0*

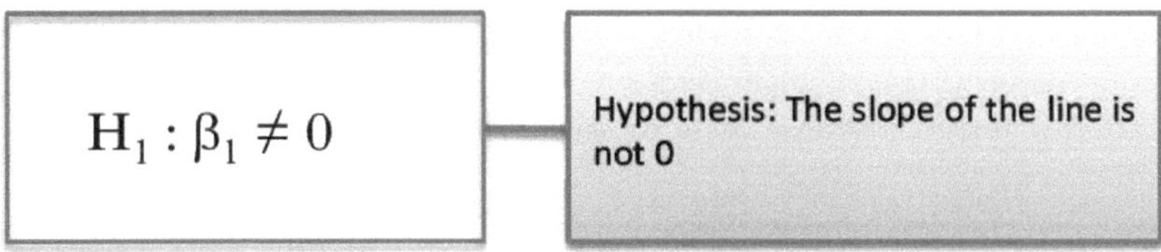

O pressuposto é que o ruído é normalmente distribuído e com a média de 0.

Mesmo que, através de medições, exista uma forte relação entre duas variáveis, essa relação nunca pode ser utilizada para afirmar a causalidade, ou seja, que uma variável causa o valor de outra, apenas que actuam uma em relação à outra.[295-297]

A regressão linear só é mencionada aqui como base para a regressão logística, que está no centro dos extensos cálculos estatísticos deste livro.

Regressão logística

Muitos fenómenos da natureza não são contínuos ou quantitativos. É comum que a pesquisa trate de probabilidades de um determinado evento acontecer, como neste livro, a ocorrência ou não de uma determinada complicação pós-operatória. No processo de pesquisa, uma variável binária recebe frequentemente os valores 0 (não ocorre) e 1 (ocorre), e os cálculos dizem respeito ao aumento ou diminuição da probabilidade de ocorrência de um evento devido a uma mudança unitária na variável independente estudada. A variável dependente só pode ter os valores 0 e 1, mas os valores previstos assumem a forma de uma proporção ou probabilidade determinada pelo valor da variável independente. Um exemplo simples poderia ser a relação entre o QI (variável independente contínua) e o tabagismo (variável dicotómica), quer no sentido em que, com o aumento do QI, é menor a probabilidade de um indivíduo da amostra fumar, quer no sentido contrário.[298 ,299]

Assim, quanto mais elevado for o valor previsto, maior é a probabilidade de um indivíduo com um determinado valor na variável independente vir a sofrer o acontecimento (a variável dependente). Isto significa que a propriedade da regressão linear, que pressupõe que as probabilidades condicionais definem uma linha reta para valores de X, não é aplicável. Na regressão linear, a linha pode estender-se para cima em direção ao infinito positivo e negativo à medida que os valores das variáveis independentes aumentam ou diminuem, respetivamente. Na regressão com uma variável dependente dicotómica, as probabilidades têm valores máximos e mínimos de 1 e 0; não podem exceder 1 nem ser inferiores a 0.[293,299]

Modelos de regressão logística estimam os determinantes lineares das probabilidades registadas, em vez dos determinantes não lineares das probabilidades. Em termos simples, a regressão logística é uma regressão sobre uma variável dependente dicotómica que transforma relações não lineares em relações lineares.[300]

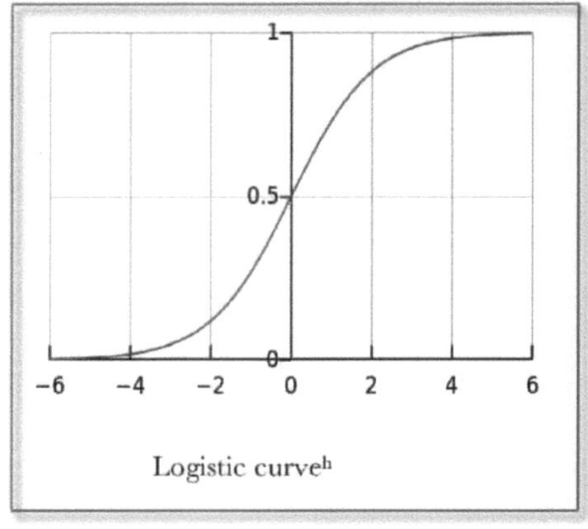

Estatísticas do papel I

Os dados do paciente e do perioperatório foram tratados como variáveis independentes. As análises estatísticas foram efectuadas com o programa SPSS (IBM, Armonk, NY) em todos os artigos desta tese. Para os parâmetros de escala contínua (IMC, tempos de seguimento, perda de sangue durante a cirurgia, duração da cirurgia e do internamento hospitalar) foram utilizados os testes de Kruskal-Wallis e U de Mann-Whitney. A idade foi testada com ANOVA one-way com teste LSD *post-hoc*. Para as estatísticas com variáveis dicotómicas, foi utilizada a regressão logística ajustada ao método de reconstrução. Para os testes que comparam todos os diferentes grupos de métodos em conjunto, são apresentados os valores de p e os valores da área sob a curva (AUC). Os resultados das comparações entre dois grupos são apresentados com odds ratio (OR), intervalos de confiança (IC) de 95% e valores de p. Quaisquer valores de p inferiores a 0,05 foram considerados estatisticamente significativos em todos os trabalhos desta tese.

Estatísticas dos Documentos II e III

A regressão logística foi utilizada para estudar a associação entre os possíveis factores de risco independentes e os parâmetros do resultado dependente (as complicações pós-operatórias). Uma vez que os métodos de reconstrução variaram significativamente em termos de duração da cirurgia, perda de sangue durante a cirurgia e incidência de complicações pós-operatórias, todos os modelos foram ajustados ao método de reconstrução. Isto significa que o método reconstrutivo em si não foi um fator que pudesse enviesar os resultados da análise estatística. Para determinar se os factores relacionados com o doente, a experiência do cirurgião, a duração da cirurgia ou a perda de sangue perioperatória, tinham um efeito independente nos factores de resultado, foi efectuada uma regressão logística multivariada com ajustamento para os parâmetros demográficos do doente que actuavam como factores de confusão. Isto significa que todos os factores demográficos que actuaram como factores de confusão foram ajustados estatisticamente e não enviesam os resultados da análise estatística. As relações entre as variáveis independentes (ou seja, possíveis factores de risco) e as variáveis dependentes (resultado) são apresentadas com OR, IC de 95% e valores de p.

Estatísticas do Documento IV

Os factores demográficos e as respostas ao questionário foram comparados entre os quatro métodos cirúrgicos como variáveis independentes. Para avaliar a taxa de resposta e a representatividade dos que responderam ao questionário, os quatro grupos de métodos cirúrgicos também foram comparados separadamente entre os que responderam e os que não responderam como variáveis independentes.

A normalidade da distribuição foi testada com o teste de Kolmogorov-Smirnov. Nenhuma das variáveis demográficas e das respostas aos questionários tinha uma distribuição normal. Por conseguinte, foi utilizado o teste de Kruskal-Wallis com comparações de pares *post hoc* e ajustamento dos níveis de significância. Para as variáveis dicotómicas (história de tabagismo, quimioterapia, radioterapia, complicações precoces e tardias e necessidade de re-cirurgia) foi utilizado o teste do Qui-quadrado. Para a análise de resposta foi utilizado o teste U de Mann-Whitney.

Os resultados da comparação entre os grupos são apresentados com mediana e valores mínimo e máximo.

Os resultados do SF-36, do EQ-5D e do PGWB foram analisados de acordo com as instruções dos respectivos manuais e guias de interpretação. , ,[258,301,302] Os dados brutos do questionário Breast-Q foram transformados numa pontuação sumária para cada escala, variando de 0 a 100, correspondendo a "muito insatisfeito" a "muito satisfeito",[274] utilizando o software Q-score, que constrói pontuações de escala a partir das respostas individuais de cada paciente.[273,303,304]

Autorização ética

Antes do início dos estudos, foi obtida a aprovação do Comité de Ética de Gotemburgo (n.º 043-08).

CAPÍTULO 4. RESULTADOS

Resumo dos resultados, Documento I

Demografia

Foi identificado um total de 685 pacientes submetidos a reconstrução pela primeira vez com DIEP, LD, LTDF, EXP ou DI, e com dados existentes em pelo menos 30 dias de acompanhamento. Os resultados demográficos do estudo I são apresentados nesta tabela.

	All groups (N=685)	DIEP (n=104)	LD (n=113)	LTDF (n=103)	EXP (n=303)	DI (n=62)	p-values
Follow up-time in months: mean ± SD	30.2 ± 19.5	31.2 ± 20.0	32.2 ± 19.1	31.0 ± 23.0	28.8 ± 18.8	30.5 ± 16.7	n.s.
Age in years: mean ± SD	56.4 ± 9.2	54.2 ± 7.2	55.3 ± 9.0	61.2 ± 8.1	55.7 ± 9.1	57.4 ± 11.6	<0.001
BMI: mean ± SD	25.2 ± 3.8	26.0 ± 3.3	25.1 ± 3.8	25.6 ± 4.8	24.8 ± 3.6	25.1 ± 4.1	0.009
Smoking	20.3%	16.0%	21.4%	24.4%	20.0%	20.8%	n.s.
Chemotherapy	43.7%	66.7%	59.8%	36.7%	35.4%	26.7%	<0.001
Radiotherapy	42.5%	82.7%	89.4%	30.5%	16.2%	31.1%	<0.001
Pharmaceuticals							
Hormone therapy	55.3%	63.5%	60.2%	45.6%	56.4%	43.5%	0.024
Acetylsalicylic acid	4.7%	1.0%	2.7%	7.8%	5.3%	6.5%	n.s.
Corticosteroids	0.7%	1.0%	1.8%	1.0%	0.0%	1.6%	n.s.
Anticoagulants	0.7%	0.0 %	1.8%	1.0%	0.7%	0.0%	n.s.
Concurrent diseases							
Diabetes	2.9 %	1.9%	2.7%	4.9%	3.0%	1.6%	n.s.
Hypothyroidism	11.1%	13.5%	13.3%	15.5%	8.6%	8.1%	n.s.
Cardiovascual disease	3.9%	2.9%	1.8%	6.8%	4.6%	1.6%	n.s.
History of thromboembolism	1.2%	1.0%	0,0%	3.9%	0.7%	1.6%	n.s.
Coagulopathy	1.6%	0.0%	2.7%	1.0%	2.0%	1.6%	n.s.
Rheumatic disease	5.4%	1.9%	6.2%	6.8%	5.3%	8.1%	n.s.
Neurologic disease	1.9%	1.0%	3.5%	1.9%	2.0%	0.0%	n.s.
Renal disease	1.8%	1.0%	1.8%	0.0%	2.6%	1.6%	n.s.
Liver disease	1.0%	0.0 %	0.9%	2.9%	1.0%	0.0%	n.s.
Lung disease	3.2%	1.9%	4.4%	4.9%	3.0%	1.6%	n.s.

Resumo dos parâmetros demográficos, medicamentos e doenças concomitantes para o grupo total e para cada método

Complicações precoces

As complicações precoces e as diferenças entre os métodos são apresentadas em pormenor na figura abaixo e no Documento I. O grupo DIEP teve a taxa mais elevada de complicações precoces, incluindo complicações locais como a necrose da gordura, em comparação com todos os outros grupos. Os antibióticos pós-operatórios foram administrados mais frequentemente no grupo DIEP como consequência destes eventos locais; no entanto, os sinais de infeção não foram significativamente mais frequentes no grupo DIEP. Por conseguinte, o grupo DIEP foi o que registou mais incidências de reoperação devido a complicações.

Complicações globais precoces

As complicações precoces afectaram 30,5% de todos os doentes. Registaram-se diferenças significativas entre os grupos (p<0,001, AUC 0,620). O grupo DIEP teve a taxa mais elevada, com 50,0%, o que foi significativamente superior a todos os outros grupos.

Administração precoce de antibióticos

Foram administrados antibióticos no pós-operatório precoce a 16,5% de todôs os doentes. Houve diferenças significativas entre os grupos (p=0,013, AUC 0,586). O grupo DIEP teve a taxa mais elevada com 27,9%, que foi significativamente mais elevada do que no grupo LD (14,2%, p=0,014) e no grupo EXP (13,2%, p=0,001).

Complicações locais globais precoces

As complicações locais precoces (necrose da gordura, necrose da pele, rutura da ferida, hematoma e seroma acumulado) afectaram 16,8% do total de doentes. Houve diferenças significativas entre os grupos (p<0,001, AUC 0,698). O grupo DIEP apresentou a maior taxa, 35,6%, significativamente maior do que no grupo LD (20,4%, p<0,013), no grupo EXP (7,3%, p<0,001) e no grupo DI (12,9%, p=0,002).

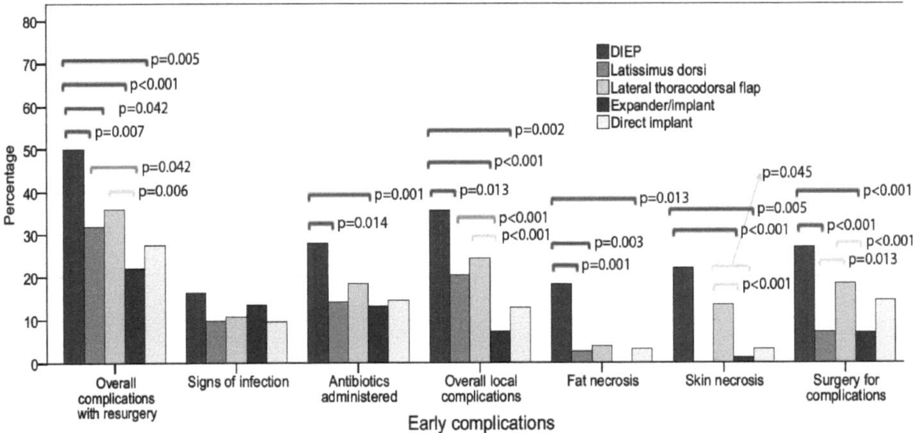

Taxas de complicações precoces e reoperações (≤30 dias) para os cinco grupos. Os parêntesis horizontais mostram diferenças estatisticamente significativas entre os grupos, em que a cor indica o grupo com o valor mais elevado. O valor de p para a diferença é indicado ao lado dos parêntesis horizontais

Cirurgia precoce para complicações

Houve intervenção cirúrgica devido a complicações precoces em 12,4% de todos os doentes. Houve diferenças significativas entre os grupos (p<0,001, AUC 0,672). O grupo DIEP registou a taxa mais elevada, 26,9%, significativamente superior à do grupo LD (7,1%, p<0,001) e do grupo EXP (6,9%, p<0,001).

Complicações tardias

As complicações tardias e as diferenças entre os métodos são apresentadas em pormenor na figura abaixo e no Documento I. O padrão das complicações tardias foi consideravelmente diferente das complicações precoces. Os grupos DIEP e EXP tiveram a taxa mais baixa de complicações tardias globais e de cirurgia de revisão por complicações e correcções cosméticas, enquanto os outros métodos tiveram uma taxa significativamente mais elevada. Os grupos LTDF e DI, em particular, apresentaram taxas elevadas de cirurgia de revisão.

Complicações globais tardias

As complicações globais tardias e a necessidade de correcções cirúrgicas afectaram 54,7% do total de doentes. Houve diferenças significativas entre os grupos (p<0,001, AUC 0,625). O grupo LTDF apresentou a taxa mais elevada, 74,8%, significativamente superior à dos grupos DIEP (46,2%, p<0,001) e EXP (44,9%, p<0,001).

Complicações locais globais tardias

As complicações locais tardias globais (necrose da gordura, necrose da pele, rutura da ferida, hematoma e seroma acumulado) afectaram 5,3% de todos os doentes. Houve diferenças significativas entre os grupos (p=0,009, AUC 0,666). O grupo DIEP teve a taxa mais elevada, 11,5%, significativamente mais elevada do que os grupos LD (3,5%, p=0,033), EXP (3,3%, p=0,041) e DI (1,6%, p=0,049).

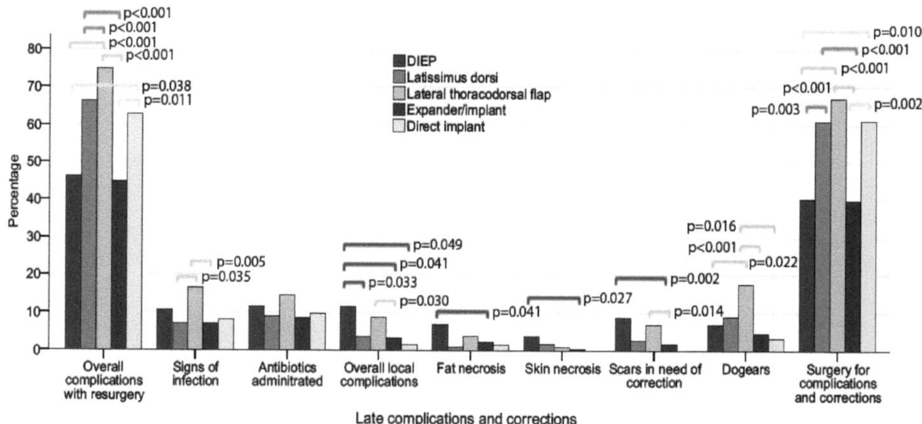

Taxas de complicações tardias e reoperações (> 30 dias) para os cinco grupos. Os parêntesis horizontais mostram diferenças estatisticamente significativas entre os grupos, em que a cor indica o grupo com o valor mais elevado. O valor de p para a diferença é apresentado ao lado do parêntesis horizontal

Cirurgia correctiva secundária

As intervenções cirúrgicas tardias, devido a complicações ou correcções estéticas secundárias, foram realizadas em 49,5% de todos os doentes. Registaram-se diferenças significativas entre os grupos (p<0,001, AUC 0,617). O grupo LTDF apresentou a taxa mais elevada, 67,0%, significativamente superior à dos grupos EXP (39,9%, p<0,001) e DIEP (40,4%, p<0,001).

Complicações relacionadas com os implantes

As complicações relacionadas com os implantes são apresentadas no quadro seguinte. Em resumo, a frequência de extração do implante e de rutura do implante é geralmente baixa, tal como a contração capsular. Este facto é estranho, tendo em conta que um número relativamente elevado de doentes tinha um historial de radioterapia.

	Todos os grupos (N=581)		Latissimus dorsi (n=113)		Retalho toracodorsal (n=103)		Expansor/implante (n=303)		Implante direto (n=62)	
Total de eventos relacionados com o implante	166	28.6%	34	30.1%	36	35.0%	73	24.1%	23	37.1%
N extração do implante (%)	20	3.4%	2	1.8%	5	4.9%	6	2.0%	7	11.3%
N contração capsular (%)	124	21.3%	27	23.9%	27	26.2%	54	17.8%	16	25.8%
N rutura da ferida com exposição do implante (%)	12	2.1%	2	1.8%	4	3.9%	5	1.7%	1	1.6%
N rutura de implante diagnosticada (%)	2	0.3%	1	0.9%	0	0.0%	1	0.3%	0	0.0%%
N deslocação do implante (%)	9	1.5%	2	1.8%	0	0.0%	7	2.3%	0	0.0%%

Tabela 1: Resumo de todos os eventos relacionados com implantes para os grupos com reconstruções baseadas em implantes, tanto em número como em percentagem

As complicações relacionadas com os implantes afectaram 29,6% de todos os pacientes com uma reconstrução baseada em implantes. Registaram-se diferenças significativas entre os grupos (p=0,014, AUC 0,580). A comparação intergrupos mostrou que o grupo DI teve as taxas mais elevadas de eventos relacionados com o implante, 37,1%, o que foi significativamente mais elevado do que o grupo EXP (24,1%, p=0,036). O grupo LTDF (39,6%) teve uma taxa significativamente mais elevada do que o grupo EXP (p=0,004). No grupo LD, 32,4% dos doentes foram afectados.

Os resultados mais pormenorizados da comparação intergrupos (OR e IC 95%) encontram-se no Documento I.

Síntese dos resultados, Documentos II e III

Foi identificado um total de 623 pacientes submetidos a reconstrução com DIEP, LD, LTDF ou EXP e com dados existentes em pelo menos 30 dias de acompanhamento. Os parâmetros demográficos são apresentados na tabela abaixo.

Demografia	Global (n=623)	DIEP (n=104)	LD (n=113)	LTDF (n=103)
Tempo de seguimento (meses ± DP)	30.2 ± 19.5	31.2 ±20.0	32.2 ± 19.1	31.0 ±23.0
Idade (anos ± DP)	56.3 ±8.9	54.2 ± 7.2	55.3 ±9.0	61.2 ±8.1
Idade (intervalo)	31-83	37-71	31-76	43-80

IMC (média ± DP)	26.0 ±3.3	25.1 ± 3.8	25.6±4.8	24.8 ± 3.6
IMC (intervalo)	17.7-38.7	19.3-35.1	18.4-34.6	18.5-37.6
Fumar	20.2%	16.0%	21.4%	24.4%
Quimioterapia anterior	45.4%%	66.7%	59.8%	36.7%
Radioterapia anterior	43.6%%	82.7%	89.4%	30.5%
Terapia hormonal	56.5%%	63.5%	60.2%	45.6%

Demografia, grupo global e cada método, Documentos II e III

A perda de sangue como fator de risco independente para complicações

A tabela abaixo mostra a associação entre a quantidade de perda de sangue e os riscos de complicações pós-operatórias. O modelo univariado mostra uma associação entre o aumento da perda de sangue em incrementos de 10 ml e o aumento do risco de numerosas complicações precoces e tardias. O modelo multivariado, ajustado para o método reconstrutivo e para todos os factores demográficos que actuam como factores de confusão, mostra que, por cada 10 ml de perda de sangue durante o procedimento, o risco de complicações precoces globais (OR 1,019, p=0,017), seroma precoce (OR 1,016, p=0,037), cirurgia de substituição precoce por complicações (OR 1,019, p=0,010), complicações globais tardias (OR 1,019, p=0,024) e complicações tardias de gordura (OR 1,019, p=0,024) aumenta.

Blood loss (10-ml steps)	Univariate models		Adjusted for confounding factors*	
	Odds ratio (95 % CI)	p-value	Odds ratio (95 % CI)	p-value
Early complications				
Overall complications (n=192)	1.022 (1.013-1.030)	<0.001	1.019 (1.003-1.036)	0.017
Signs of infection (n=80)	1.008 (1.000-1.016)	0.040	1.008 (0.997-1.019)	0.157
Antibiotics administration (n=104)	1.008 (1.000-1.016)	0.040	1.004 (0.995-1.014)	0.374
Local overall complications (n=107)	1.010 (1.002-1.018)	0.018	1.002 (0.992-1.012)	0.715
Fat necrosis (n=26)	1.025 (1.012-1.038)	<0.001	1.013 (0.997-1.029)	0.125
Skin necrosis (n=41)	1.010 (1.001-1.018)	0.032	1.004 (0.991-1.017)	0.565
Hematoma (n=26)	1.005 (0.996-1.015)	0.277	1.007 (0.988-1.026)	0.484
Seroma (n=40)	1.010 (1.001-1.020)	0.024	1.016 (1.001-1.032)	0.037
Wound rupture (n=9)	1.007 (0.994-1.020)	0.302	n.a.**	
Resurgery for complications(n=76)	1.023 (1.014-1.033)	<0.001	1.019 (1.001-1.037)	0.039
Late complications				
Overall complications (n=336)	1.002 (0.995-1.008)	0.567	1.006 (0.995-1.016)	0.320
Signs of infection (n=57)	1.006 (0.998-1.014)	0.115	1.004 (0.993-1.015)	0.473
Antibiotics administration (n=63)	1.005 (0.997-1.013)	0.213	1.004 (0.993-1.015)	0.502
Local overall complications (n=35)	1.016 (1.004-1.027)	0.007	1.019 (1.003-1.036)	0.024
Fat necrosis (n=19)	1.018 (1.004-1.031)	0.011	1.023 (1.002-1.044)	0.031
Skin necrosis (n=8)	1.007 (0.994-1.020)	0.306	n.a.**	
Hematoma (n=2)	0.994 (0.898-1.100)	0.905	n.a.**	
Wound rupture (n=9)	1.006 (0.991-1.021)	0.434	n.a.**	
Seroma (n=4)	0.993 (0.944-1.046)	0.802	n.a.**	
Scar problems (n=24)	1.005 (0.995-1.015)	0.339	0.982 (0.949-1.017)	0.305
Dogears (n=49)	1.002 (0.992-1.012)	0.729	1.001 (0.988-1.015)	0.839
Resurgery/Cosmetic corrections (n=301)	1.001 (0.995-1.007)	0.793	1.006 (0.996-1.017)	0.251

*age, BMI, smoking, diabetes, corticosteroids, adjuvant hormonal therapy, chemotherapy, radiotherapy and reconstruction method

**Due to low occurrance frequency, early wound rupture, late skin necrosis, late hematoma, late wound rupture and late seroma were not applicable for multivariate analysis.

A perda de sangue como fator de risco independente para complicações

necrose (OR 1,023, p=0,031) aumentaram. Assim, por exemplo, o risco de ocorrência de qualquer complicação precoce aumentou 1,9% por cada 10 ml de perda de sangue durante o procedimento cirúrgico, como na figura dos modelos de risco apresentada abaixo. Consequentemente, uma perda significativa de sangue durante um procedimento pode explicar o facto de haver um aumento substancial do risco de uma complicação global precoce.

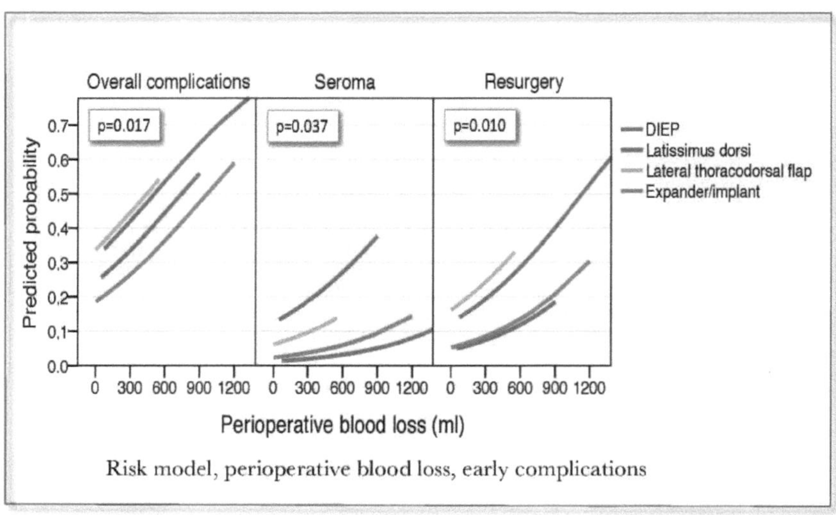

Risk model, perioperative blood loss, early complications

A duração da cirurgia como fator de risco independente para complicações

A tabela abaixo mostra a associação entre a duração da cirurgia e os riscos de complicações pós-operatórias. O modelo univariado mostra uma clara associação entre o aumento da duração da cirurgia em incrementos de 10 minutos e o aumento do risco de inúmeras complicações precoces e tardias. O modelo multivariado, ajustado para o método reconstrutivo e todos os factores demográficos que actuam como factores de confusão, mostra que, por cada aumento de 10 minutos na duração da cirurgia, o risco de complicações precoces globais aumentou (OR 1,052, p=0,019). Assim, o risco de encontrar qualquer complicação precoce aumentou em 5,2% para cada aumento de 10 minutos na duração da cirurgia (Figura 12). Como resultado, uma longa duração da cirurgia pode explicar um aumento substancial do risco de qualquer complicação precoce.

Duration of surgery (10-min steps)	Univariate models		Adjusted for confounding factors*	
	Odds ratio (95 % CI)	p-value	Odds ratio (95 % CI)	p-value
Early complications				
Overall complications (n=192)	1.040 (1.026-1.056)	<0.001	1.052 (1.008-1.097)	0.019
Signs of infection (n=80)	1.020 (1.002-1.038)	0.027	1.050 (0.990-1.114)	0.107
Antibiotics administration (n=104)	1.030 (1.014-1.047)	<0.001	1.019 (0.967-1.074)	0.477
Local overall complications (n=107)	1.042 (1.026-1.059)	<0.001	1.018 (0.967-1.071)	0.504
Fat necrosis (n=26)	1.085 (1.057-1.114)	<0.001	1.038 (0.962-1.121)	0.338
Skin necrosis (n=41)	1.059 (1.037-1.081)	<0.001	1.048 (0.982-1.117)	0.156
Hematoma (n=26)	1.011 (0.981-1.042)	0.483	0.913 (0.814-1.025)	0.125
Seroma (n=40)	1.014 (0.990-1.039)	0.252	1.049 (0.954-1.152)	0.324
Wound rupture (n=9)	1.035 (0.993-1.078)	0.102	n.a.**	
Resurgery for complications(n=76)	1.041 (1.024-1.059)	<0.001	1.008 (0.954-1.066)	0.771
Late complications				
Overall complications (n=336)	0.994 (0.981-1.007)	0.357	0.994 (0.952-1.039)	0.799
Signs of infection (n=57)	1.012 (0.991-1.033)	0.269	1.026 (0.958-1.099)	0.463
Antibiotics administration (n=63)	1.014 (0.994-1.034)	0.173	1.036 (0.968-1.109)	0.304
Local overall complications (n=35)	1.036 (1.013-1.059)	0.002	1.008 (0.937-1.085)	0.823
Fat necrosis (n=19)	1.043 (1.014-1.073)	0.003	1.015 (0.928-1.111)	0.742
Skin necrosis (n=8)	1.053 (1.012-1.095)	0.010	n.a.**	
Hematoma (n=2)	0.733 (0.463-1.162)	0.187	n.a.**	
Wound rupture (n=9)	0.971 (0.868-1.085)	0.601	n.a.**	
Seroma (n=4)	1.007 (0.955.1.060)	0.808	n.a.**	
Scar problems (n=24)	1.035 (1.008-1.064)	0.012	1.009 (0.928-1.098)	0.830
Dogears (n=49)	1.003 (0.978-1.027)	0.839	1.054 (0.972-1.142)	0.203
Resurgery/Cosmetic corrections (n=301)	0.992 (0.978-1.005)	0.219	0.985 (0.943-1.030)	0.513

*age, BMI, smoking, diabetes, glucocorticoids, adjuvant hormonal therapy, chemotherapy, radiotherapy and reconstruction method

**Due to low occurrance frequency, early wound rupture, late hematoma, late skin necrosis, late wound rupture and late seroma were not applicable for multivariate analysis.

A duração da cirurgia como fator de risco independente para complicações

Os modelos de risco são apresentados na figura abaixo.

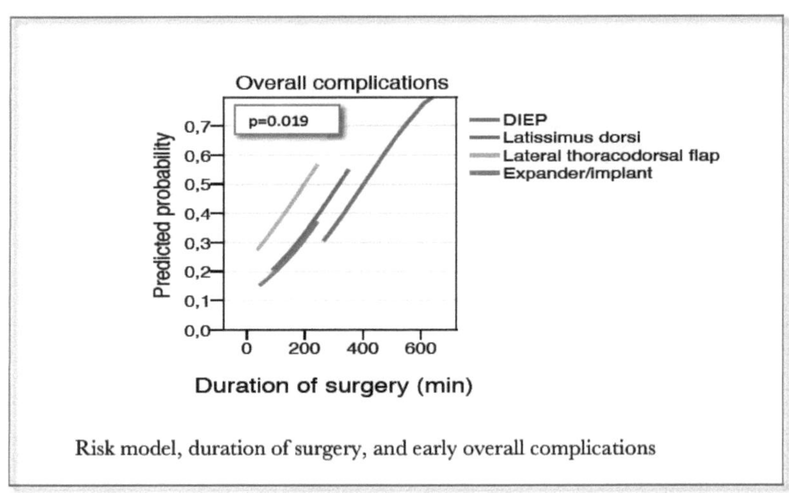

Risk model, duration of surgery, and early overall complications

A experiência do cirurgião como fator de complicações

Não foi encontrada qualquer relação entre a vasta experiência do cirurgião e o risco de complicações.

Factores relacionados com o doente como factores de risco independentes para complicações

Complicações precoces

A tabela seguinte apresenta em pormenor as associações estatisticamente significativas entre os factores relacionados com os doentes e as complicações precoces. No modelo multivariado, o fator do doente relacionado com o maior número de complicações precoces foi o tabagismo, com o aumento do IMC e a história de radioterapia em segundo e terceiro lugares, respetivamente. A idade pareceu ser um fator de proteção contra o desenvolvimento de seroma precoce.

	Complicações globais precoces			
	Modelo univariado		Modelo multivariado	
	OR (95 % IC)	valor de p	OR (95 % IC)	valor de p
IMC	1.08 (1.03-1.14)	0.002	1.07 (1.01-1.13)	0.017
Fumar	1.65 (1.07-2.54)	0.023	2.05 (1.25-3.37)	0.005
Radioterapia	1.87 (1.32-2.65)	<0.001	n.s.	n.s.
Sinais precoces de infeção				
IMC	1.08 (1.01-1.16)	0.018	n.s.	n.s.
Administração precoce de antibióticos				

IMC	1.13 (1.06-1.20)	<0.001	1.10 (1.04-1.18)	0.002
Fumar	1.84 (1.11-3.03)	0.017	2.10 (1.19-3.71)	0.010
Terapia hormonal	1.56 (1.01-2.43)	0.046	n.s.	n.s.
Radioterapia	1.77 (1.15-2.73)	0.009	2.03 (1.24-3.30)	0.005
Complicações locais globais precoces				
Fumar	2.28 (1.40-3.72)	0.001	2.77 (1.61-4.75)	<0.001
Radioterapia	3.20 (2.04-5.01)	<0.001	2.03 (1.09-3.75)	0.025
Necrose cutânea precoce				
Fumar	2.70 (1.36-5.33)	0.004	3.64 (1.67-7.93)	0.001
Radioterapia	3.13 (1.55 - 6.30)	0.001	n.s.	n.s.
Necrose gorda precoce				
IMC	1.22 (1.10-1.36)	<0.001	n.s.	n.s.
Fumar	3.00 (1.29-6.95)	0.010	n.s.	n.s.
Radioterapia	7.29 (2.47-21.51)	<0.001	n.s.	n.s.
Hematoma precoce				
Fumar	3.52 (1.48-8.36)	0.004	n.s.	n.s.
Seroma precoce				
Idade	0.96 (0.93-1.00)	0.030	0.95 (0.92-0.99)	0.016
Radioterapia	2.18 (1.12-4.24)	0.022	n.s.	n.s.
Reabilitação precoce				
IMC	1.11 (1.04-1.19)	0.003	1.09 (1.01-1.17)	0.029
Radioterapia	1.73 (1.05-2.83)	0.031	n.s.	n.s.

Associações estatisticamente significativas entre factores relacionados com o doente e complicações precoces. Modelos univariados e multivariados. n.s.=não significativo

Factores de risco independentes combinados

O IMC (OR 1,07, p=0,017) e o tabagismo (OR 2,05, p=0,005) foram factores de risco independentes relacionados com o doente para complicações precoces globais. Assim, o risco de ocorrência de complicações precoces globais aumentou 7% por cada unidade de aumento do IMC, e o risco aumentou mais de 200% se o doente fosse fumador. Quando ambos os factores de risco foram combinados, a probabilidade média prevista foi 230% mais elevada para os fumadores com um IMC de 30 em comparação com os não fumadores com um IMC de 20. Os doentes do grupo do expansor tiveram o maior aumento, 3,8 vezes, para a combinação de IMC elevado e ser fumador (Figura 13).

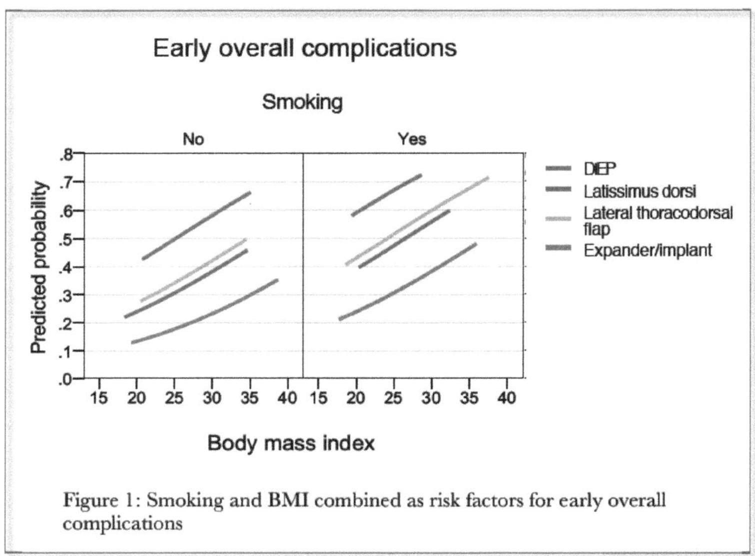

Figure 1: Smoking and BMI combined as risk factors for early overall complications

O tabagismo (OR 2,77, p<0,0001) e a radioterapia (OR 2,03, p=0,025) foram factores de risco independentes relacionados com o doente para complicações locais precoces. Assim, o risco de ocorrência de complicações locais precoces aumentou 277% se o doente fosse fumador e o risco aumentou mais de 200% se o doente tivesse sido irradiado. A probabilidade prevista para todos os métodos aumentou em média 3,6 vezes para os fumadores que tinham sido submetidos a radioterapia, em comparação com os doentes que não eram fumadores nem tinham sido submetidos a radioterapia. Os doentes do grupo do expansor tiveram o maior aumento de 4,6 vezes para a combinação de tabagismo e radioterapia, conforme apresentado na figura abaixo.

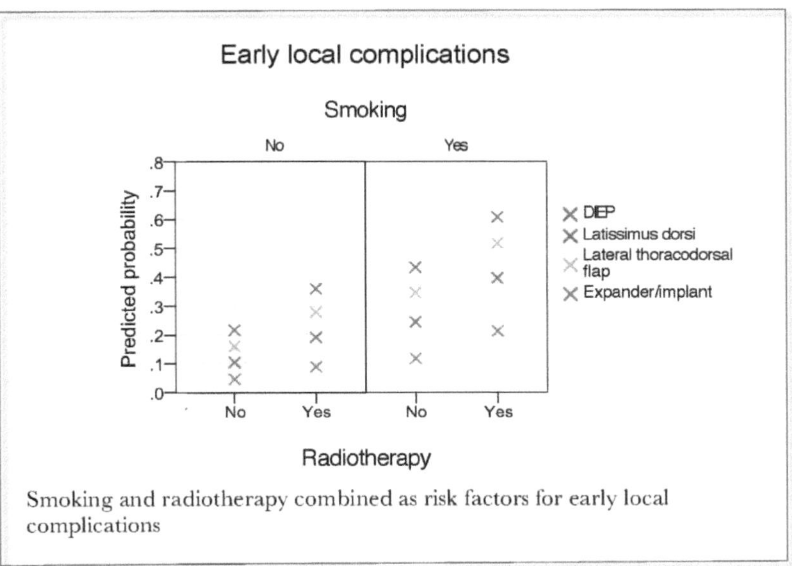

Smoking and radiotherapy combined as risk factors for early local complications

Quando o IMC (OR 1,10, p=0,002) foi adicionado como um terceiro fator de risco ao tabagismo e à radioterapia, a associação com a administração precoce de antibióticos aumentou consideravelmente. Um doente fumador e irradiado com um IMC de 30 tinha um risco 7,2 vezes maior de administração precoce de antibióticos do que um doente não fumador e não irradiado com um IMC de 20.

O hipotiroidismo, a doença cardiovascular, a coagulopatia, a doença renal, a doença hepática e a doença pulmonar não tiveram relação estatisticamente significativa com nenhuma das complicações registadas.

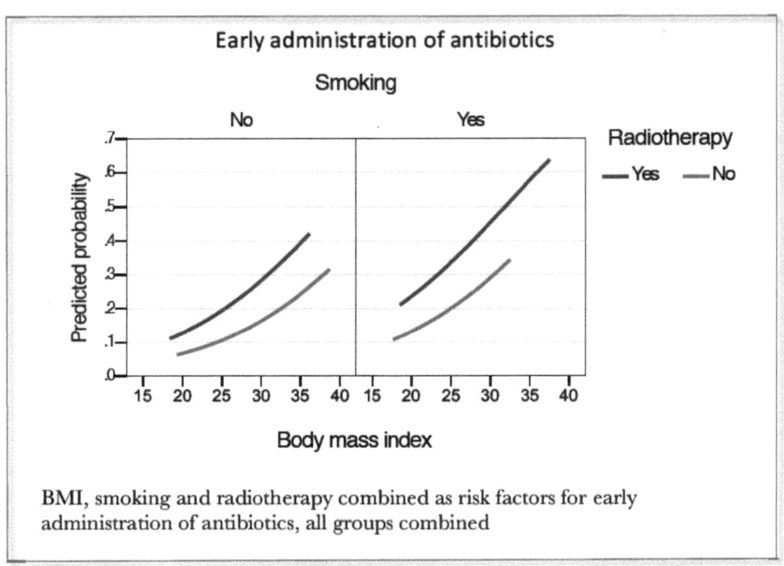

BMI, smoking and radiotherapy combined as risk factors for early administration of antibiotics, all groups combined

Complicações tardias

A tabela seguinte mostra em pormenor as associações entre os factores relacionados com os doentes, estatisticamente significativos, e as complicações tardias. No modelo multivariado, os factores relacionados com o maior número de subgrupos de complicações tardias foram o IMC elevado (complicações gerais tardias, sinais tardios de infeção, administração tardia de antibióticos e necrose gorda tardia) e a história de radioterapia (complicações gerais tardias, administração tardia de antibióticos, complicações locais gerais tardias e necrose gorda tardia). O tabagismo só foi associado a uma nova cirurgia tardia.

	Complicações globais tardias			
	Modelo univariado		Modelo multivariado	
	OR (95 % IC)	valor de p	OR (95 % IC)	valor de p
IMC	1.06 (1.01-1.12)	0.014	1.06 (1.00-1.11)	0.042
Doença reumática	2.27 (1.03-4.99)	0.041	n.s.	n.s.
Radioterapia	1.79 (1.29-2.49)	<0.0001	1.66 (1.01-2.74)	0.046
Sinais tardios de infeção				
IMC	1.19 (1.10-1.28)	<0.0001	1.18 (1.09-1.28)	<0.001
Administração tardia de antibióticos				
IMC	1.13 (1.05-1.21)	0.001	1.11 (1.03-1.20)	0.007
Ácido acetilsalicílico	3.93 (1.65-9.33)	0.002	6.08 (2.29-16.11)	<0.001

Radioterapia	1.72 (1.01-2.93)	0.046	1.89 (1.04-3.42)	0.037
Complicações locais globais tardias				
Doença metabólica	2.47 (1.08-5.67)	0.033	n.s.	n.s.
Radioterapia	3.31 (1.56-7.06)	0.002	3.79 (1.54-9.33)	0.004
Necrose cutânea tardia				
Radioterapia	9.27 (1.13-75.82)	0.038	n.s.	n.s.
Necrose gorda tardia				
IMC	1.20 (1.08-1.35)	0.001	1.18 (1.05-1.33)	0.005
Radioterapia	3.48 (1.23-9.90)	0.019	3.37 (1.17-9.70)	0.024
Hematoma tardio				
Idade (anos)	1.21 (1.00-1.46)	0.046	n.s.	n.s.
Diabetes	33.5 (2.01-557.09)	0.014	n.s.	n.s.
Seroma tardio				
Doença metabólica	7.97 (1.11-57.50)	0.039	n.s.	n.s.
Rutura tardia da ferida				
Idade	1.13 (1.026-1.21)	0.009	n.s.	n.s.
Radioterapia	9.27 (1.13-75.82)	0.038	n.s.	n.s.
Reoperação tardia				
Fumar	1.92 (1.25-2.94)	0.003	1.88 (1.21-2.92)	0.005
Doença reumática	2.46 (1.15-5.29)	0.021	2.44 (1.07-5.57)	0.033
Radioterapia	1.55 (1.12-2.14)	0.008	n.s.	n.s.

Associações estatisticamente significativas entre factores relacionados com o doente e complicações tardias. Modelos univariados e multivariados. n.s.=não significativo

Factores de risco independentes combinados

O IMC (OR 1,06, p=0,042) e a história de radioterapia (OR 1,66, p=0,046) foram factores de risco independentes relacionados com o doente para complicações globais tardias. Assim, o risco de ocorrência de complicações tardias globais aumentou 6% por cada unidade de aumento do IMC, e o risco aumentou 66% se o doente tiver sido irradiado. Quando ambos os factores de risco foram combinados, um doente irradiado com um IMC de 30 tinha um risco 2,3 vezes maior de complicações globais tardias em comparação com um doente não irradiado com um IMC de 20 (Figura 16).

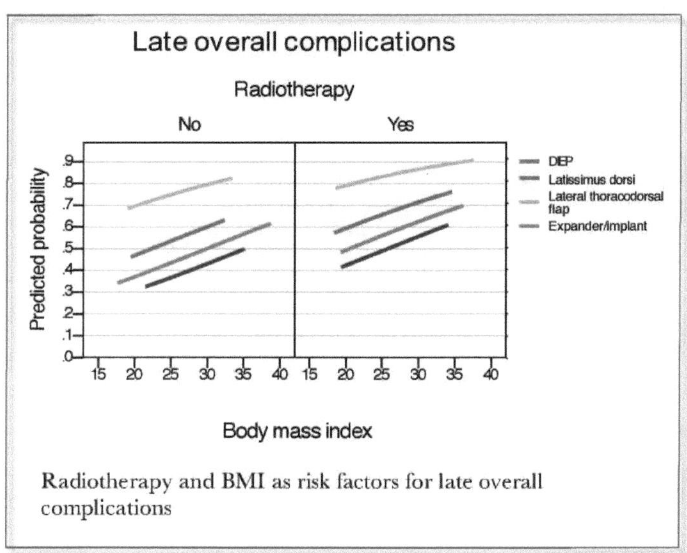

Radiotherapy and BMI as risk factors for late overall complications

Os factores relacionados com o doente, como o tabagismo (OR 1,88, p=0,005) e a doença reumática (OR 2,44, p=0,033), foram factores de risco independentes para a cirurgia tardia. Assim, o risco de reoperação tardia era 88% mais elevado se o doente fosse fumador e 244% mais elevado se o doente tivesse doença reumática. Um doente fumador com antecedentes de doença reumática apresentava um risco 3 vezes superior de reoperação tardia em comparação com um doente não fumador sem doença reumática.

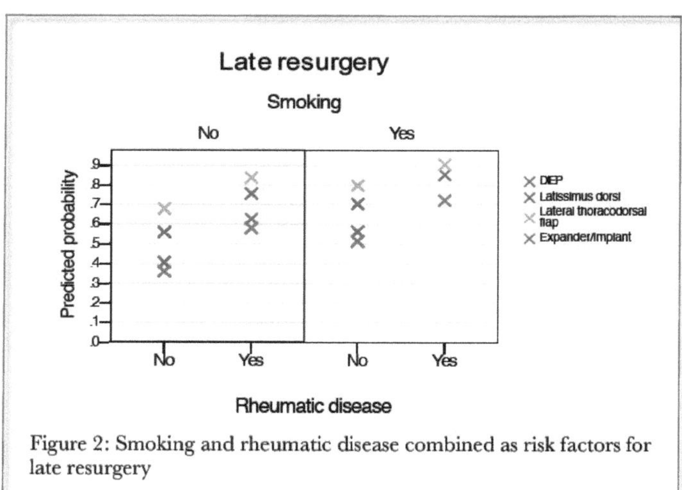

Figure 2: Smoking and rheumatic disease combined as risk factors for late resurgery

O IMC (OR 1,18, p=0,005) e a radioterapia (OR 3,37, p=0,024) foram factores de risco independentes relacionados com o doente para a necrose gorda tardia. Assim, o risco de encontrar necrose gorda tardia aumentou em 18% por cada unidade de aumento do IMC e o risco aumentou em 337% se o doente fosse irradiado. Um doente irradiado com um IMC de 30 tinha um risco 16,4 vezes maior de necrose gorda tardia do que um doente não irradiado com um IMC de 20.

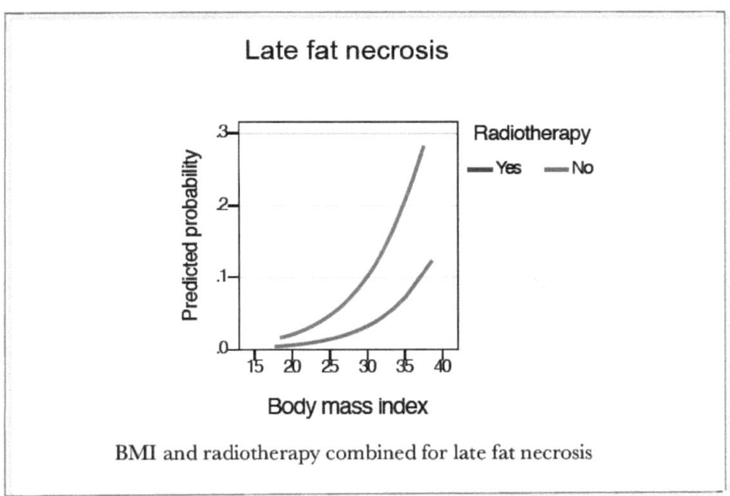

BMI and radiotherapy combined for late fat necrosis

Resumo dos resultados, Documento IV

Seleção e demografia dos doentes

A figura abaixo mostra a seleção de doentes para o estudo do Documento IV. Foram identificadas 685 pacientes submetidas a reconstrução com DIEP, LD, LTDF ou EXP e com dados existentes em pelo menos 30 dias de acompanhamento. Trezentos e quarenta e um pacientes foram excluídos de acordo com os critérios de exclusão. Um total de 459 pacientes responderam aos questionários (67,0%), sem diferenças significativas entre os grupos (p=0,338).

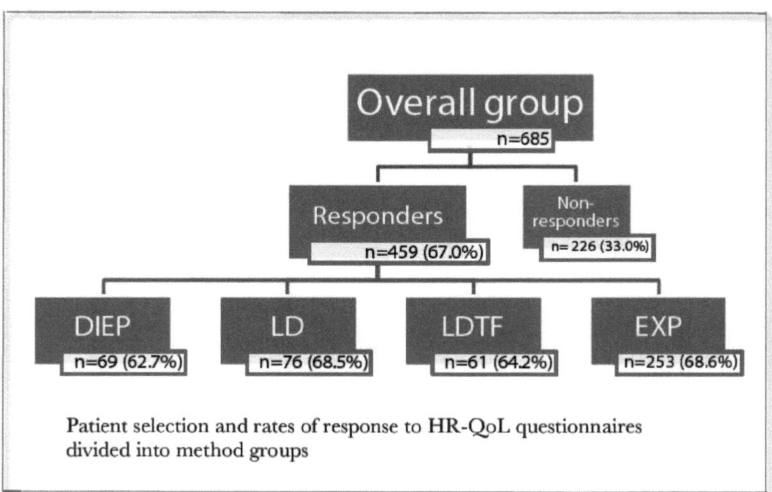

Patient selection and rates of response to HR-QoL questionnaires divided into method groups

A tabela da página seguinte apresenta os dados demográficos para o grupo total e para cada método de reconstrução. Verificaram-se diferenças significativas entre os grupos relativamente ao IMC, idade na altura da cirurgia, tempo de seguimento, anos decorridos desde a cirurgia primária até ao envio das respostas ao questionário, quimioterapia e radioterapia.

Demography	Overall (n=685)	DIEP (n=110)	LD (n=111)	LTDF (n=95)	Exp (n=369)	Sign.
BMI: median (min - max)	24.6 (19.0-40.2)	25.9 (19.3-35.1)	25.3 (19.5-34.6)	25.9 (19.0-40.2)	24.0 (19.3-37.0)	p = 0.001
Age at time of surgery: median (min-max)	58 (29-83)	54 (39-71)	57 (34-76)	62 (46-78)	58 (29-83)	p < 0.001
Follow-up time in months: median (min - max)	28.2 (0-107)	25.8 (0-79)	25.4 (6-99)	25.9 (0-98)	32.1 (4-107)	p = 0.032
Years since primary op to questionnaire: median (min - max)	5 (0-9)	5.5 (0-8)	5 (0-9)	6 (0-8)	5 (0-9)	p < 0.001
ASA: median (min - max)	1 (1-3)	1 (1-2)	1 (1-3)	1 (1-2)	1 (1-2)	p = 0.519
Smoking: n/n of known (%)	21.3%	15.3%	26.5%	23.0%	21.0%	p = 0.275
Chemotherapy: n/n of known (%)	43.4%	66.7%	57.3%	34.8%	34.2%	p < 0.001
Radiotherapy: n/n of known (%)	40.9%	66.7%	88.3%	19.8%	17.6%	p < 0.001

Demography, Paper IV. Statistically significant results are in red

Resultados do SF-36: Comparação entre grupos de estudo

Os resultados detalhados dos resultados do SF-36 e a comparação entre os quatro grupos de métodos são apresentados na figura da página seguinte. Houve diferenças significativas entre os grupos no domínio da *vitalidade*, em que os doentes do grupo DIEP tiveram uma pontuação mais baixa do que os grupos LTDF (p=0,019) e EXP (p=0,022).

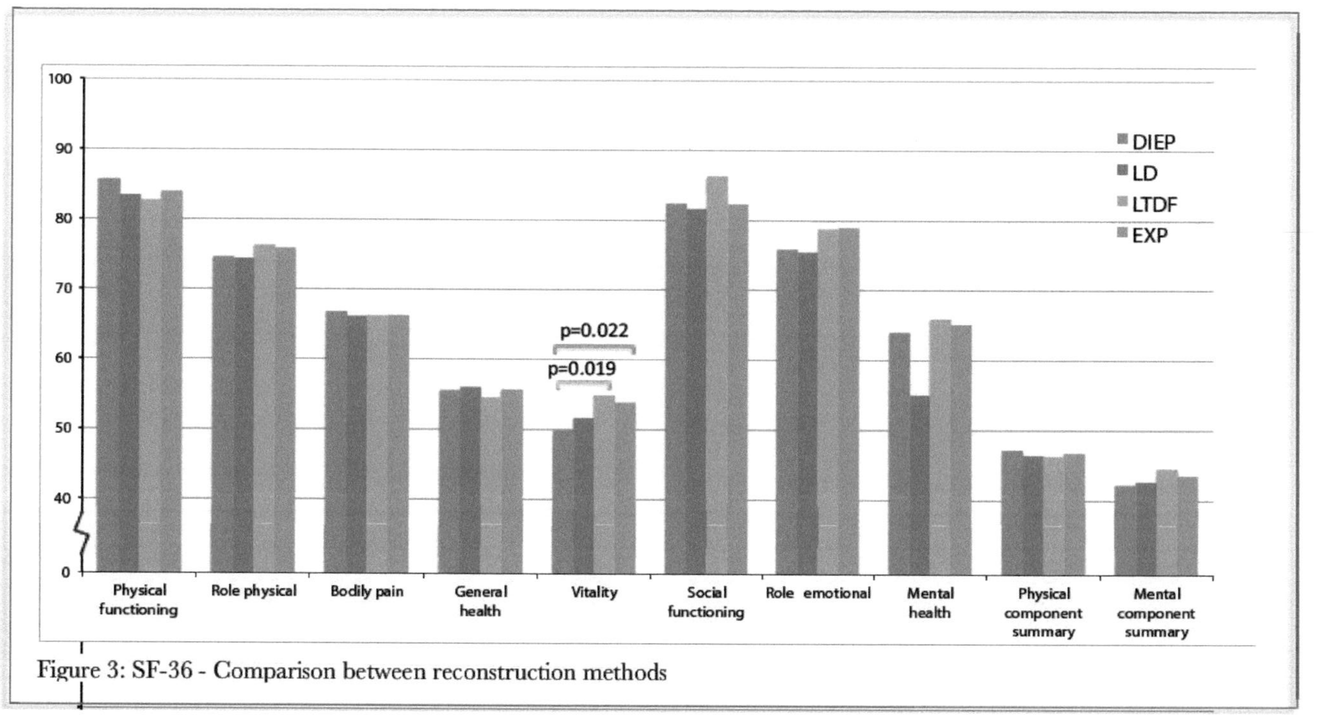

Figure 3: SF-36 - Comparison between reconstruction methods

Resultados do SF-36: Grupo geral comparado com a população normal

A figura à direita apresenta os resultados da comparação entre o grupo de estudo global (todos os métodos) e 930 mulheres da população geral sueca com a mesma idade.

Os doentes do grupo de estudo obtiveram uma pontuação

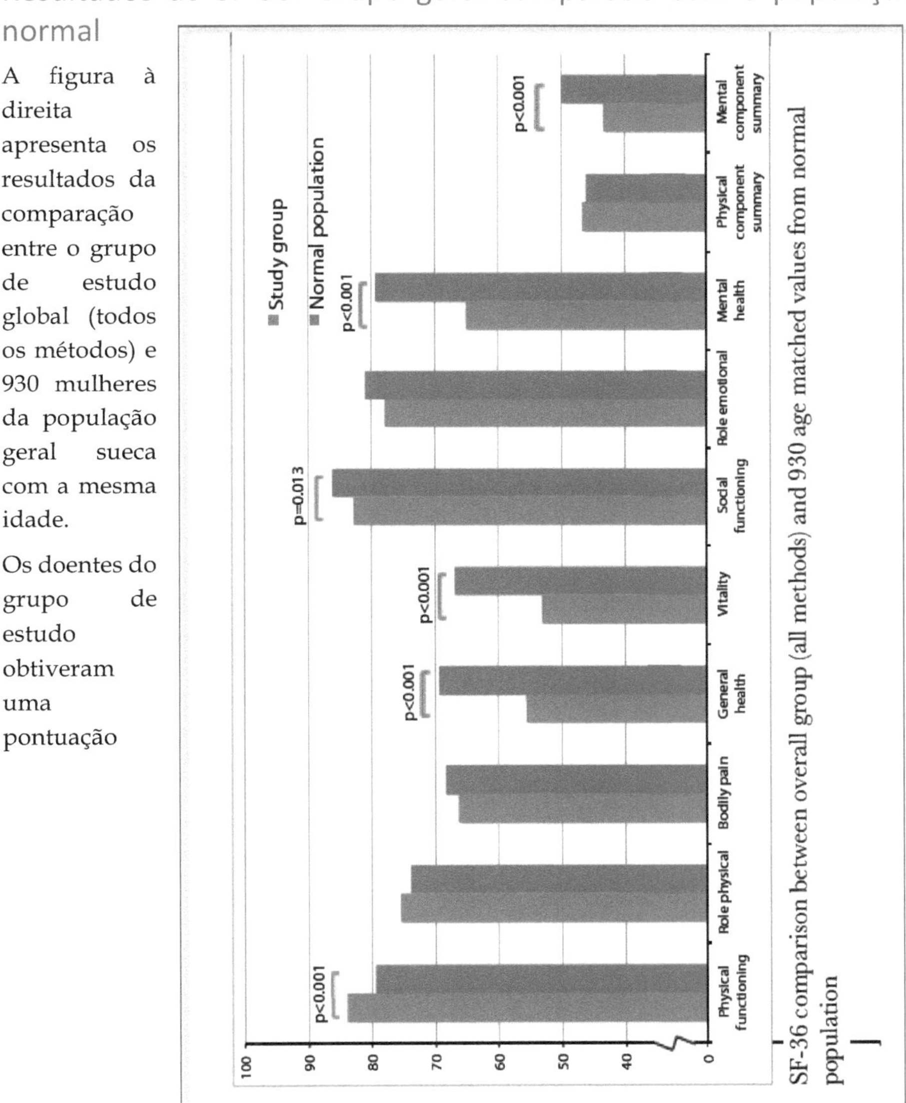

significativamente mais elevada no domínio da *funcionalidade física* (p<0,001).

A população normal sem idade apresentou pontuações mais elevadas nos domínios do estado *geral de saúde* (p<0,001), *vitalidade* (p<0,001), *funcionamento social* (p=0,013), *saúde mental* (p<0,001) e *resumo do componente mental* (p<0,001).

Quando cada subgrupo dos quatro métodos de reconstrução foi comparado com a população em geral, todos os métodos apresentaram pontuações significativamente mais baixas nos domínios da *saúde geral, vitalidade, saúde mental* e *resumo da componente mental* (todos os valores de p <0,001).

O grupo DIEP teve uma pontuação significativamente mais elevada no domínio da *funcionalidade física* (p<0,041) do que a população geral. A diferença não foi estatisticamente significativa entre os outros três grupos.

EQ-5D - comparação entre grupos

Não se registaram diferenças significativas entre os subgrupos dos quatro métodos de reconstrução, nem entre os itens descritivos nem na escala VAS.

PGWB-comparação entre grupos

Não se registaram diferenças significativas na *pontuação global* entre os subgrupos dos quatro métodos de reconstrução. Também não se verificaram diferenças significativas entre os subgrupos em cada um dos domínios da *ansiedade, humor deprimido, bem-estar positivo, autocontrolo, saúde geral* e *vitalidade*.

Q da mama, comparação entre grupos de estudo

Os resultados detalhados da comparação entre os grupos de métodos de reconstrução são apresentados na figura abaixo. Houve diferenças significativas entre os grupos no que respeita à escala Breast-Q de *satisfação com os seios* (p<0,001); o grupo DIEP teve uma pontuação mais elevada em comparação com os outros grupos. Relativamente à escala de *satisfação com o resultado*, o grupo DIEP também teve uma pontuação mais elevada em comparação com a dos grupos LTDF e EXP.

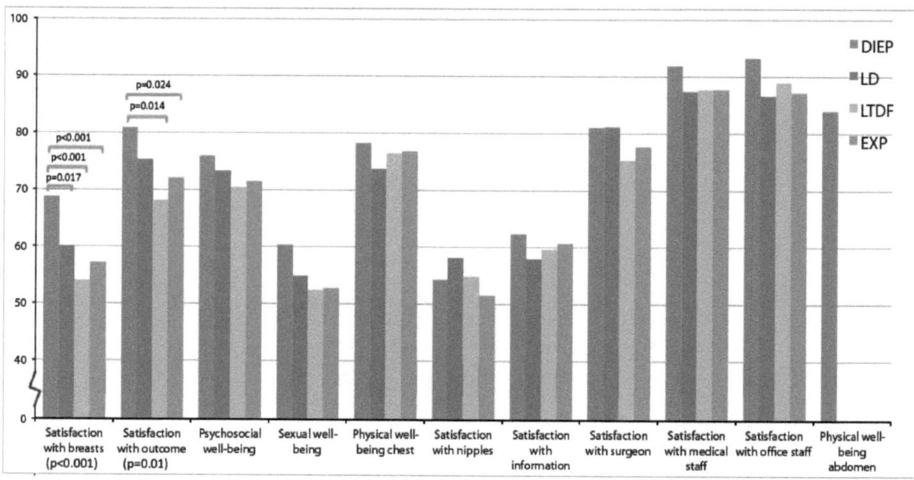

Comparação do Q da mama entre os métodos de reconstrução. Os valores de p no domínio da *satisfação com os seios* e da *satisfação com o resultado* indicam valores quando todos os grupos são testados em conjunto. Os parêntesis horizontais indicam diferenças estatisticamente significativas entre os grupos, em que

Verificou-se uma tendência para o grupo DIEP ter uma pontuação mais elevada do que os outros grupos nos domínios do *bem-estar psicossocial, bem-estar sexual, tórax do bem-estar físico* e *satisfação com a informação, pessoal médico* e *pessoal administrativo*, mas a diferença não atingiu significado estatístico.

Análise das respostas

A tabela abaixo mostra os parâmetros demográficos para todos os grupos, separados em respondedores e não respondedores. Não se registaram diferenças significativas no grupo total entre respondedores e não respondedores relativamente ao IMC, classificação ASA, história de radioterapia, taxa de complicações precoces e re-cirurgia precoce e tardia. Houve diferenças significativas na idade na altura da cirurgia, mostrando que os respondedores eram mais velhos do que os não respondedores (p=0,001). O tempo de seguimento foi mais curto no grupo dos respondedores do que no grupo dos não respondedores (p=0,009). O grupo de não respondedores apresentou maior frequência de tabagismo (p<0,001) e história mais frequente de quimioterapia (p=0,004). Para além disso, os respondedores tinham uma taxa de complicações tardias mais elevada (p=0,045).

All groups	Respondents (n=419)	Non-respondents (n=266)	p-value
BMI: median (min - max)	24.8 (18.2 - 40.2)	24.4 (17.7 - 37.0)	0.368
Age at time of surgery: median (min - max)	58 (29 - 77)	55 (31 - 83)	0.001
Follow up time in months: median (min - max)	28.0 (0 - 107)	30.9 (0 - 106)	0.009
ASA: median (min-max)	1 (1 - 3)	1 (1 - 2)	0.528
Smoking: n/n of known* (%)	75/510 (14.7%)	53/167 (31.7%)	<0.001
Chemotherapy: n/n of known* (%)	186/480 (38.8%)	104/206 (50.7%)	0.004
Radiotherapy: n/n of known* (%)	172/476 (36.1%)	91/209 (43.5%)	0.067
Early complications rate	126/419 (30.1%)	95/266 (35.71%)	0.124
Early resurgery rate	21/419 (5.0%)	23/266 (8.6%)	0.059
Late complications rate	154/419 (36.8%)	78/266 (29.3%)	0.045
Late resurgery rate	54/419 (12.9%)	34/266 (12.8%)	0.968

Análise da resposta. Comparação entre os que responderam e os que não responderam. As diferenças significativas estão a vermelho

CAPÍTULO 5. DEBATE

Questões gerais

O cancro da mama representa 22,9% de todos os cancros invasivos nas mulheres, o que o torna o cancro invasivo mais comum. [1,2] A incidência está a aumentar, afectando cada vez mais mulheres jovens. A mortalidade nos países em desenvolvimento também está a aumentar, embora, na Europa Ocidental e nos EUA, a sobrevivência se mantenha ou aumente ligeiramente.[8]

Na Suécia, a incidência de cancro da mama mais do que duplicou desde o início do Registo de Cancro do Conselho Nacional de Saúde e Bem-Estar nos anos cinquenta[11], o que resultou num número crescente de sobreviventes de cancro da mama. A reconstrução mamária após a mastectomia é, por conseguinte, cada vez mais frequente.[13,14] Cerca de 40% das mulheres de Gotemburgo, que foram submetidas a mastectomia devido a cancro da mama, solicitam a reconstrução mamária.[17]

A cirurgia continua a ser o tratamento primário do cancro da mama, mas a terapia adjuvante é frequentemente utilizada para melhorar as taxas de sobrevivência, sendo a radioterapia, a quimioterapia e a terapia hormonal as mais comuns.[18]

Um terço das mulheres tratadas com mastectomia sofrem de morbilidade psicossocial persistente, com diminuição da autoestima, insónias, aumento da ansiedade, depressão, perturbações da imagem corporal e/ou problemas sexuais.[19-22] Foi demonstrado que tanto a reconstrução primária como a secundária da mama, após a mastectomia, melhoram a autoestima e a qualidade de vida em comparação com a ausência de qualquer reconstrução.[23-26]

O principal objetivo da reconstrução mamária é reverter a deformidade criada pela mastectomia.[305] No entanto, mesmo que isso seja conseguido, o objetivo maior deve ser normalizar a imagem corporal, a QdVRS e satisfazer as pacientes com os resultados da reconstrução. Consequentemente, as expectativas da paciente são sempre a chave para uma reconstrução mamária bem sucedida.

Foram introduzidos muitos métodos de reconstrução mamária, todos com as suas vantagens e desvantagens. As reconstruções à base de implantes são geralmente consideradas rápidas e fiáveis, mas têm uma gama distinta de complicações, especialmente complicações tardias, enquanto as reconstruções autólogas são mais caras, mas têm a vantagem óbvia de utilizar apenas o tecido da própria doente. O método de escolha depende de factores anatómicos, da morbilidade concomitante, dos pedidos do doente e das preferências do cirurgião. Muitos relatórios fornecem descrições e recomendações para diferentes métodos reconstrutivos. , ,[272883306-309] ,No entanto, não existe consenso ou orientações geralmente aceites sobre o método de escolha para cada doente individual. A maioria dos estudos na literatura sobre cirurgia plástica avalia apenas um único método ou compara dois métodos diferentes. , , , ,[102-106][119][124][165][169][310] „[311]

As complicações após a reconstrução mamária são comuns e muitas doentes estão expostas a complicações evitáveis. ,[101-106][312] Vários estudos sugerem que as complicações afectam significativamente a satisfação e o bem-estar emocional das doentes. , ,[105][111][112][313] „[314]

Para uma compreensão completa dos métodos de reconstrução mamária, a investigação tem de incluir:

• Descrição clara do método, incluindo todos os passos cirúrgicos para obter resultados reprodutíveis

• As definições e avaliações das complicações pós-operatórias médicas e cirúrgicas

• Avaliação dos resultados estéticos e da satisfação dos pacientes

• O resultado em termos de QdV-RH, com a utilização de instrumentos e questionários de QdV-RH geralmente aceites

• Custos totais e economia relacionada com a saúde, a fim de responder à questão de saber qual o método que proporciona o maior benefício relacionado com a saúde em relação ao custo total

O presente livro satisfaz vários destes requisitos. Em primeiro lugar, a abordagem de cada um dos quatro métodos reconstrutivos foi descrita de forma exaustiva[27-30] e todos os cirurgiões do departamento tiveram uma formação completa em todos os métodos, exceto nas operações que envolvem microcirurgia.

Em segundo lugar, a análise de todas as complicações com as mesmas definições é efectuada no Documento I. Em terceiro lugar, as medições das alterações na QdV-RH foram efectuadas através da aplicação de questionários genéricos (SF-36, EQ-5D e PGWB) e específicos (o Breast-Q), habitualmente utilizados para medir a QdV-RH. O SF-36 é um dos instrumentos mais frequentemente utilizados para avaliar o estado geral de saúde e foi concebido para uma grande população de doentes. [238] O Breast-Q é amplamente utilizado para medir o efeito da reconstrução mamária na satisfação e na HR-QoL.[273] No SF-36, os resultados são comparados com os dados da população sueca em geral, correspondentes à idade. Tanto quanto é do conhecimento dos autores, ainda não existem dados sobre a população normal para o Breast-Q, e o questionário não tinha sido introduzido antes de as pacientes estudadas neste livro terem efectuado as suas reconstruções mamárias.

A análise exaustiva de todas as complicações com as mesmas definições é efectuada no Documento I.

As avaliações dos resultados estéticos não foram efectuadas no presente livro. Houve muitas tentativas de avaliar os resultados estéticos utilizando fotografias,[315-318] mas até à data não existe um acordo geral sobre a metodologia e os estudos publicados baseiam-se em dados científicos fracos. As únicas medidas sobre os resultados estéticos nesta tese são medidas indirectas recolhidas utilizando os domínios do Breast-Q, que incluem *a satisfação com os seios* e *a satisfação com o resultado global*, em que apenas a paciente faz a avaliação.

Para além disso, não é feita qualquer tentativa de estimar o custo de cada um dos métodos estudados. Este aspeto foi considerado fora do âmbito deste livro.

Assim, o objetivo era examinar a frequência das complicações, encontrar factores de risco independentes para complicações entre os factores perioperatórios e relacionados com a paciente, e examinar as diferenças na QdV-RH entre as mulheres submetidas a reconstrução mamária e a população em geral, bem como as diferenças entre os métodos reconstrutivos utilizados.

Seleção dos doentes e conceção do estudo

O primeiro passo na construção de um estudo exaustivo é a recolha de dados. Para este livro, foram recolhidas 197 variáveis relativas a 1049 doentes. Os dados foram armazenados numa base de dados encriptada do File Maker. Para a análise estatística, os dados foram exportados para uma enorme folha de Excel, aí processados e, finalmente, importados para vários ficheiros SPSS para a análise estatística. Cada etapa deste processo pode estar sujeita a um desvio sistemático se forem cometidos erros. O processamento levou algumas semanas a ser concluído, mas finalmente, com a ajuda essencial de um estatístico e de um perito em Excel, os dados estavam em segurança no SPSS e prontos para serem analisados.

Todos os estudos apresentados neste livro são análises retrospectivas, com todas as falhas que lhes estão associadas. No registo de variáveis num estudo retrospetivo, os valores em falta são inevitáveis. Além disso, a recolha de dados nunca é tão exaustiva, e os dados dos estudos dependem do registo de outras pessoas num momento anterior, algumas das quais não fizeram parte dos projectos de investigação.

No estudo I, o grupo de estudo foi a primeira reconstrução com os 5 métodos mais comuns de reconstrução tardia utilizados no departamento durante o período de estudo. Isto deu um total de 685 pacientes, 104 DIEPs, 113 LDs, 103 LTDFs, 303 EXPs e 62 DIs. Foram excluídos os restantes pacientes da base de dados, que eram reconstruções imediatas, reconstruções bilaterais, pacientes que já tinham sido reconstruídos anteriormente, que só tinham feito uma correção cosmética ou que só tinham reconstruído o CAP.

Uma vez que o método DI foi abandonado durante o período de estudo, decidiu-se, nos trabalhos II e III, omitir este grupo e utilizar apenas os métodos mais comuns DIEP, LD, LTDF e EXP, que é o mesmo grupo estudado no trabalho I.

Na análise da satisfação e do HR-QoL, foi decidido *não* excluir os doentes que tinham sido previamente reconstruídos. Assim, o estudo IV conta com um total de 685 doentes. O facto de o número de doentes ser o mesmo que no estudo I é mera coincidência.

A segunda fase dos estudos deste livro foi a procura de factores de risco independentes para complicações pós-operatórias. No Trabalho II, os resultados mostram que muitas complicações são estatisticamente significativas na análise de regressão univariada, possivelmente sugerindo alguns resultados falso-positivos. As variáveis de resultado estatisticamente significativas são reduzidas quando todos os factores de confusão aplicáveis são ajustados; no entanto, é possível que mais factores se tornassem estatisticamente significativos se a população de doentes fosse ainda maior.

Nos documentos II e III, todos os dados foram estudados através da análise de regressão univariada e multivariada, e não separadamente para cada documento. Isto significa que todos os possíveis factores de confusão foram tidos em conta e exclui a possibilidade de um determinado fator de confusão num dos artigos ser a verdadeira causa dos resultados no outro artigo. No entanto, foi decidido que os resultados deveriam ser apresentados em dois artigos originais separados, devido à vastidão do conjunto de dados.

Complicações e comparação de métodos

O resultado do trabalho I é que todos os métodos de reconstrução têm altas taxas de complicações. Todos os métodos apresentaram uma frequência de complicações mais elevada do que a descrita anteriormente na literatura. A incidência global de complicações precoces para a DIEP foi de 50,0%, o que é consideravelmente mais elevado do que o relatado noutros estudos.[48)84)85)88)89)94)104)121)126)127)212)310)311,319-327] Uma possível explicação pode ter sido as diferenças nas definições de complicações e o seu registo detalhado. De um modo geral, não existe uma forma amplamente aceite de definir e registar complicações de um modo uniforme e existe uma grande variação na forma como isto é feito nos diferentes estudos. Neste livro, tanto os resultados pós-operatórios relativamente menores (mas indesejáveis) como os eventos graves foram incluídos como complicações.

Outra explicação para as elevadas taxas de complicações no grupo DIEP pode ter sido o facto de, durante o período de estudo, as reconstruções DIEP serem um método relativamente novo na Suécia, e as reconstruções terem sido realizadas por microcirurgiões no início da sua curva de aprendizagem microcirúrgica. Foi publicado um estudo que indica uma melhoria das complicações neste grupo de doentes durante o período de estudo,[310] , mas o registo de complicações nesse artigo é completamente diferente do do artigo I.

A análise do artigo I mostra que o grupo DIEP tem um IMC geralmente mais elevado do que os outros grupos. Sabe-se que a obesidade provoca uma maior frequência de complicações em comparação com as taxas de indivíduos com peso normal,[328] o que também poderia explicar a maior frequência de complicações no grupo DIEP. Os resultados deste livro mostram que o IMC é um dos principais factores relacionados com os doentes que afectam as complicações pós-operatórias.

Também se registaram diferenças consideráveis nas complicações entre os grupos LTDF e EXP, particularmente no que diz respeito à maior incidência de complicações locais precoces, como a necrose da pele no grupo LTDF, o que não se verificou no grupo do expansor. Uma explicação para esta diferença pode ser o facto de o IMC dos doentes do grupo LTDF ser geralmente mais elevado do que o dos doentes do grupo EXP. Além disso, os doentes do grupo LTDF tinham uma taxa de radioterapia significativamente mais elevada do que os do grupo EXP, o que também pode ser uma causa das taxas mais elevadas de complicações pós-operatórias do grupo LTDF.[329-331]

Um número considerável de doentes nos grupos de reconstrução com implantes tinha recebido radioterapia; de 16,2% no grupo EXP para 89,4% no grupo LD. Foi relatado que o risco de contratura capsular é elevado nas reconstruções com implantes irradiados, o que pode levar a resultados cosméticos pobres, dor, , , , ,[105109116166172173306] , ,aumento do risco de infeção e subsequente extração do implante. ,[105165] Por outro lado, em comparação com outros estudos, , ,[169179332] a taxa de contratura capsular neste estudo foi relativamente baixa.

Outra descoberta importante, apresentada no artigo I, é que, para as reconstruções baseadas em implantes de LD, LTDF e DI, o número médio real de procedimentos é de 2,0, 2,0 e 1,9, respetivamente. Estes três métodos são propostos como uma reconstrução numa só fase, mas os dados deste livro mostram que, neste material de doentes, isso não é correto. Em comparação, o grupo EXP, que é planeado como uma reconstrução em duas fases, tem um número médio de 2,5, e o DIEP, com todas as suas complicações, tem 1,7. Assim, neste material de doentes, a LD e a LTDF são realmente um método de reconstrução em duas fases, assim como a DI. Este facto deve ser explicado aos doentes, aquando da escolha do método de reconstrução, e tomado em consideração na tomada de decisão sobre os métodos a oferecer. Um procedimento cirúrgico tem um custo fixo em termos de materiais descartáveis, instrumentos, custo do implante, mais tempo ineficaz na sala de operações (mudança de um doente para outro) e mais tempo de convalescença. Outro aspeto das reconstruções com implantes é o facto de não se conhecer o tempo de vida real da mais recente geração de implantes de silicone, que não existia no mercado até há cerca de 15 anos; por conseguinte, nenhuma doente os teve durante mais tempo do que isso. Apesar de, até à data, não se terem registado quaisquer problemas de qualidade assinaláveis, não se sabe o que acontecerá daqui a 20 ou 40 anos. Não é impossível que a engenharia de tecidos possa contribuir com produtos que tornem os implantes de silicone obsoletos, mas isso também significa que as pacientes com implantes têm de ser submetidas a, pelo menos, uma intervenção cirúrgica adicional, criando um enchimento sob a pele para restaurar a forma da mama.

Desde 2010, os retalhos DIEP só são oferecidos aos pacientes irradiados no Serviço.

Este facto pode fazer com que os retalhos DIEP tenham uma certa frequência de complicações "integradas" no método tal como é utilizado atualmente. Para revelar se isto é verdade, a política do Departamento de Cirurgia Plástica de Sahlgrenska tem de ser alterada, de modo a que um determinado número de doentes não irradiados também possa receber este método de reconstrução, certamente no âmbito de um protocolo de investigação.

A procura de factores de risco independentes e significativos para as complicações

No artigo II, foi estabelecido que tanto a perda de sangue durante a cirurgia como a duração da cirurgia eram factores de risco independentes para complicações pós-operatórias. A longa duração da cirurgia tem sido considerada um fator de risco independente para tromboembolismo, hematoma e dor persistente noutras especialidades; ,[155333] no entanto, vários estudos na área da cirurgia plástica não conseguiram encontrar uma relação entre a duração e as complicações pós-operatórias. ,[158334],[335] No entanto, os resultados do Trabalho II estão de acordo com outros estudos, mostrando a duração prolongada da cirurgia como um fator de risco para a perda do expansor mamário, ,[144145] infeção da ferida[336] e falha do retalho. , ,[147148337] Relativamente à perda sanguínea, Lymperopoulos et al. não encontraram uma correlação significativa entre várias características dos doentes e a perda sanguínea, mas encontraram uma correlação elevada entre a duração da cirurgia e as complicações.[147] Os resultados deste livro estão, até certo ponto, também de acordo com dois outros estudos, onde era evidente uma relação entre a necessidade de transfusão e as complicações, mas, ao mesmo tempo, não se verificou uma correlação significativa entre a perda de sangue e as várias características dos doentes.[123],[147]

Os resultados do Documento II indicam que o tempo de operação deve ser minimizado. Poder-se-ia afirmar que apenas cirurgiões experientes devem efetuar reconstruções mamárias, mas esta opinião tem de ser ponderada em relação à necessidade de formação supervisionada de cirurgiões com menos experiência. Os resultados do Estudo II também demonstram que é importante uma técnica cirúrgica meticulosa para minimizar a perda de sangue.

Os factores de perda de sangue e duração da cirurgia estão altamente associados à maior competência dos cirurgiões. Está bem estabelecido que a experiência do cirurgião está associada a uma baixa frequência de complicações.[338-340] No entanto, no estudo II, não foi observada qualquer correlação entre as experiências dos oito cirurgiões (residente, consultor sem grande experiência, consultor com grande experiência). Estes resultados podem ter várias explicações. Em primeiro lugar, a metodologia rigorosa de registo de todas as ocorrências pós-operatórias como complicações não permite classificar a gravidade de cada complicação. Os cirurgiões mais experientes podem ter tido complicações de grau mais ligeiro do que os cirurgiões menos experientes. Em segundo lugar, os cirurgiões mais experientes podem ter operado em doentes para os quais as condições prévias para resultados bem sucedidos eram mais complicadas. Em terceiro lugar, existe um certo enviesamento na distribuição dos casos entre os cirurgiões, em que apenas dois deles efectuaram todas as reconstruções microcirúrgicas, para além dos outros métodos, enquanto os outros apenas efectuaram as reconstruções não microcirúrgicas. Além disso, no estudo, não se procurou avaliar se houve diferenças nos resultados estéticos entre cirurgiões mais e menos experientes.

No artigo II, os resultados mostram que muitos tipos de complicações são estatisticamente significativos na análise de regressão *univariada*, possivelmente sugerindo certos resultados falsos positivos. As variáveis de resultado estatisticamente significativas são reduzidas quando todos os factores de confusão aplicáveis são ajustados, mas é possível que mais factores se tornassem estatisticamente significativos se o material de doentes fosse ainda maior.

No estudo do Documento III, verificámos também que o tabagismo, o aumento do IMC e uma história de radioterapia estavam estreitamente associados a várias complicações pós-operatórias, tanto precoces como tardias, independentemente do método de reconstrução. Curiosamente, o tabagismo foi associado a várias complicações precoces (complicações globais precoces, administração precoce de antibióticos, complicações locais globais precoces e necrose cutânea precoce), mas apenas a uma complicação tardia (reoperação tardia). O aumento do IMC afectou tanto as complicações precoces (complicações globais precoces, administração precoce de antibióticos e cirurgia precoce) como as complicações tardias (complicações globais tardias, sinais tardios de infeção, administração tardia de antibióticos e necrose adiposa tardia). Por outro lado, um historial de radioterapia afecta geralmente as complicações tardias (complicações gerais tardias, administração tardia de antibióticos, complicações locais gerais tardias e necrose gorda tardia), mas também tem algum efeito nas complicações precoces (administração precoce de antibióticos e complicações locais gerais precoces). Além disso, quando os diferentes factores de risco independentes foram combinados, os riscos aumentaram significativamente.

Os mesmos factores de risco independentes significativos encontrados no artigo III foram previamente identificados, tanto em cirurgia plástica como noutras especialidades cirúrgicas. , , , , , ,[119,120,145,156,195,201,205,328,341] , ,No entanto, a vantagem do estudo do artigo III é a avaliação de quatro métodos de reconstrução diferentes com os mesmos critérios de complicações. Este é o primeiro estudo, num grupo alargado de doentes, em que se estudou a associação entre uma extensa coleção de factores relacionados com o doente e as complicações pós-operatórias meticulosamente registadas, utilizando a mesma definição de complicações aplicada a todos os métodos de reconstrução, mostrando que os aumentos de risco são independentes do método. O elevado número de doentes permite ainda o ajustamento para todos os factores de confusão, fornecendo factores de risco independentes e a construção de modelos de risco sólidos, como se pode ver nas figuras. Consequentemente, as associações estatisticamente significativas são associações verdadeiras, não enviesadas pelo método operatório ou pelos determinantes dos doentes que actuam como factores de confusão no modelo.

Também de interesse são os resultados negativos do artigo III. A hormona e a quimioterapia parecem não afetar as taxas de complicações após a reconstrução mamária, o que está de acordo com a maioria dos outros estudos. , ,[101,130,165] Adicionalmente, a idade parece não estar associada a complicações pós-operatórias, para além de um efeito protetor contra o seroma precoce. A história de quimioterapia, a hormonoterapia adjuvante e a morbilidade concomitante (diabetes, hipotiroidismo, doença cardiovascular, história de tromboembolismo, coagulopatia, doença reumática, doença neurológica, doença renal, doença hepática ou doença pulmonar) não tiveram associação com nenhuma das complicações registadas.

A radioterapia para o cancro da mama continua a ser um dos tratamentos mais eficazes para aumentar a sobrevivência de muitos tipos de cancro da mama. ,[32,42] A radioterapia danifica inevitavelmente os tecidos e, enquanto o modo de radioterapia se mantiver inalterado, a reconstrução mamária pós-radiação será mais difícil. A maioria dos estudos conclui que a radioterapia numa reconstrução baseada em implantes aumenta as complicações e as taxas de insucesso tardio. Os resultados do estudo do Documento III mostram também que o historial de radioterapia duplica o risco de quaisquer complicações locais e os resultados do aumento do risco estão em conformidade com estudos semelhantes. [105],,,[109,116,133,165],[174,178,180,182]

A radioterapia após a mastectomia, mas antes da reconstrução, não demonstrou aumentar as complicações dos retalhos após a reconstrução autóloga,[342], embora nem todos os estudos estejam de acordo. ,[179,343] No entanto, parece que a reconstrução autóloga da mama apresenta menos morbilidade do que a reconstrução com implantes no contexto da radioterapia pós-operatória. ,[102,179] Nos presentes estudos, nenhuma doente recebeu radioterapia após a reconstrução da mama, apenas antes.

O objetivo de uma reconstrução mamária bem sucedida é fazer com que a paciente fique satisfeita com a mama, mesmo que esta nunca tenha a mesma qualidade ou sensação do que antes da mastectomia ou da mama saudável contralateral. Um dos elementos-chave da satisfação da paciente é a segurança durante o procedimento. Como já foi referido, está bem estabelecido que as complicações pós-operatórias influenciam a satisfação das pacientes. , ,[105,111,112] Por conseguinte, é essencial minimizar os riscos durante o procedimento cirúrgico. A fim de efetuar uma avaliação individual de cada doente, o Documento III contém informações importantes sobre a decisão do melhor método de reconstrução.

Considerações éticas

O risco obviamente acrescido associado ao tabagismo e ao IMC elevado coloca a questão de saber se os prestadores de cuidados de saúde devem exigir que as doentes deixem de fumar e se adaptem a um IMC normal antes da cirurgia. Mesmo que o IMC elevado e o tabagismo possam ser uma contraindicação relativa para a cirurgia, pode levantar-se a questão de saber se pode ser considerado discriminatório negar a reconstrução mamária a determinadas doentes. É bastante simples exigir que as doentes deixem de fumar antes da cirurgia, devido à disponibilidade de vários substitutos da nicotina. No entanto, há falta de investigação sobre o efeito destes substitutos na sobrevivência dos retalhos ou nas infecções das feridas após reconstruções com implantes, por exemplo. Para além disso, no presente livro, os resultados indicam que os riscos de complicações aumentam com cada unidade de IMC. Não parece haver valores de "corte", nem no limite inferior, nem no limite superior. Decidir o limite superior é, de acordo com os resultados do Paper Ills, arbitrário.

Qualidade de vida relacionada com a saúde

Uma vez que o principal objetivo da reconstrução mamária é reverter a deformidade criada pela mastectomia e restaurar a imagem corporal e a QdV, as medidas tradicionais de resultados clínicos, como as complicações médicas ou cirúrgicas, não são suficientes para avaliar o valor dos diferentes métodos de reconstrução para cada doente. Não existem directrizes estabelecidas para a escolha do melhor método de reconstrução.

Neste livro, os quatro PROMs (SF-36, EQ-5D, PGWB e Breast-Q) são utilizados como instrumento transversal nos grupos de reconstrução, em que a HR-QoL é comparada entre quatro grupos submetidos a reconstrução mamária com diferentes métodos. O Breast-Q tem um módulo pré-operatório e um módulo pós-operatório, pelo que pode ser utilizado como um instrumento de acompanhamento. Infelizmente, o Breast-Q ainda não tinha sido desenvolvido quando as pacientes do grupo de estudo foram operadas.

Há duas conclusões principais no Documento IV. Em primeiro lugar, não se registaram diferenças significativas na maioria dos domínios dos instrumentos HR-QoL, o que sugere que nenhum dos métodos de reconstrução é inquestionavelmente superior aos outros. Em segundo lugar, as únicas diferenças entre os grupos foram encontradas no mais específico dos instrumentos, o Breast-Q (com exceção do domínio *vitalidade* do SF-36). As pacientes do grupo DIEP estavam mais satisfeitas do que os outros grupos nos domínios Breast-Q *satisfação com os seios* e *satisfação com o resultado*. O domínio *satisfação com os seios mede* a perceção da aparência dos seios e inclui a opinião da paciente sobre o tamanho, a simetria e a suavidade dos seios. O domínio satisfação *com o resultado mede* a sensação geral de satisfação com o resultado após a reconstrução mamária.[344] As doentes submetidas a DIEP mostraram-se mais satisfeitas com a reconstrução, o que é particularmente interessante, uma vez que as doentes deste grupo tiveram uma maior frequência de complicações do que as doentes dos outros grupos,[115] e sabe-se que as complicações pós-operatórias tendem a diminuir a satisfação com o resultado da reconstrução mamária. , , ,[105111112313314] ,Os resultados do presente livro não são, portanto, concordantes com os de estudos anteriores.

A elevada *satisfação com os seios* no grupo DIEP está, no entanto, em linha com estudos anteriores que relatam taxas de satisfação igualmente elevadas neste grupo de pacientes.[345-351] Liu et al. compararam a reconstrução microcirúrgica autóloga com a reconstrução com expansor/implante, e mostraram resultados semelhantes aos do artigo IV utilizando o Breast-Q, no entanto, apenas foram comparados dois métodos.[351] Outro estudo realizado por Yueh e colaboradores, que também demonstra que a reconstrução autóloga é superior à reconstrução com implantes, comparou tantos métodos como no artigo IV, mas utilizou outras medidas de resultados,[348] , ao passo que a maioria dos estudos apenas avalia o DIEP como um único método sem o comparar com quaisquer outros métodos, , , , ,[94217314320322349352] , ,ou comparando-o apenas com o retalho TRAM pediculado.[84,86,353,354]

Todos os grupos tiveram pontuações semelhantes no SF-36, EQ-5D e PGWB, com a exceção de que os grupos LTDF e EXP tiveram uma pontuação mais elevada do que o grupo DIEP no domínio da *vitalidade* do SF-36. Isso é intrigante e pode ser interpretado como um erro do tipo 1, especialmente porque não há diferenças significativas no domínio *vitalidade* do PGWB. A razão para a incapacidade dos instrumentos para detetar diferenças significativas é que os instrumentos são provavelmente demasiado genéricos e não são suficientemente específicos para este grupo de doentes.

Ao analisar a representatividade do grupo de respondedores em relação ao grupo de não respondedores, foram encontradas pequenas diferenças na idade, tempo de seguimento, tabagismo, história de quimioterapia e taxa de complicações tardias. O tabagismo e a história de quimioterapia são factores que podem afetar negativamente os resultados cirúrgicos. É possível que causem um viés de não resposta, em que um grupo de doentes expostos a complicações não deseja responder aos questionários por insatisfação com os resultados. O menor tempo de seguimento das que responderam e a maior taxa de complicações tardias sugerem que as pacientes que ainda estavam a pensar ativamente na reconstrução mamária tinham maior probabilidade de responder aos questionários.

As vantagens do Paper IV são a sua taxa de resposta relativamente boa e as medidas de resultados genéricas e específicas relatadas pelas pacientes bem validadas. O estudo também inclui um maior número de doentes em comparação com outros estudos que avaliam a satisfação das doentes após a reconstrução mamária, , ,[25347349] e baseia-se no registo de doentes consecutivas durante um período de tempo relativamente longo. Na Suécia, existe uma garantia vitalícia para as reconstruções mamárias efectuadas no sistema de saúde público. Por conseguinte, é possível que as pacientes com implantes necessitem de correcções adicionais no futuro. No entanto, uma doente com DIEP demora 1,7 procedimentos até à conclusão, e muitas das 0,7 operações devem-se a complicações precoces. No presente livro, não foi efectuada qualquer análise sobre se, em geral, há menos tempo desde que as pacientes com implantes estiveram no consultório a discutir resultados, satisfação ou complicações tardias, em comparação com o grupo DIEP. A análise deste facto poderia indicar se as pacientes com implantes ainda estão a considerar a sua reconstrução ou não.

No entanto, o Documento IV tem algumas limitações. Uma limitação notória é o facto de não conter dados de base sobre a QdVRS antes da reconstrução mamária. O Breast-Q tem módulos para avaliação pré-operatória e pós-operatória,[355] mas não contém valores para uma população normal. Uma vez que, na altura, apenas se utilizavam questionários específicos não validados e o Breast-Q não tinha sido desenvolvido, não estavam disponíveis dados de base sobre este grupo de pacientes. No entanto, as medições de resultados pós-operatórios relatados pelas pacientes, por si só, fornecem informações valiosas sobre a QdV-RH e a satisfação da paciente após a reconstrução mamária e podem ser utilizadas eficazmente para comparar métodos de reconstrução. Para obter uma imagem mais abrangente, seria adequado um estudo prospetivo com seleção aleatória do método de reconstrução, utilizando tanto os questionários pré-operatórios como os pós-operatórios.

Não é claro como interpretar o facto de todos os grupos de reconstrução terem uma pontuação igual, ou mesmo superior, à da população normal no domínio da função física, mas, por outro lado, terem uma pontuação inferior nos domínios da saúde mental. Apesar de o cancro da mama ser bastante comum, a população de referência é provavelmente maioritariamente saudável, tendo uma distribuição de condições físicas e psicológicas semelhante à da população em geral. Tendo isto em conta, são provavelmente as consequências a longo prazo do diagnóstico de cancro da mama que causam uma pior saúde mental. Uma interpretação simples dos resultados é que, após o tratamento completo do cancro da mama, as doentes podem recuperar completamente a nível físico, mas nunca recuperam completamente a nível mental.

Para obter uma imagem mais abrangente dos métodos de operação, seria adequado um estudo prospetivo com seleção aleatória de métodos de reconstrução utilizando os questionários pré-operatório e pós-operatório. Desde 2010, tem sido realizado um estudo prospetivo e aleatório no Departamento de Cirurgia Plástica do Hospital Universitário Sahlgrenska, no qual os doentes irradiados são aleatorizados para DIEP ou LD e os doentes não irradiados são aleatorizados para LTDF ou EXP. Atualmente, os doentes do estudo já foram submetidos à cirurgia. Os dados sobre complicações precoces foram recolhidos e estão agora a ser analisados. Os dados sobre as complicações tardias são recolhidos continuamente, mas os dados completos com um tempo de seguimento tão longo como o deste livro estão a vários anos de distância.

O Breast-Q, que parece ser atualmente o melhor instrumento para medir a QdVRS e a satisfação, mostra, sem dúvida, que as pacientes com DIEP estão mais satisfeitas com a sua reconstrução do que as pacientes dos outros grupos, mesmo que este grupo esteja mais exposto a complicações, especialmente complicações precoces. É interessante especular qual seria o efeito se fosse possível reduzir significativamente as complicações neste grupo de pacientes. Será possível que *a vitalidade* não fosse significativamente mais baixa no SF-36? Seria possível que as pacientes com DIEP tivessem uma pontuação mais elevada em mais domínios do que apenas *a satisfação com os seios* e *a satisfação com o resultado global* no Breast-Q? Se fossem estes os resultados, haveria um quadro ainda mais claro que apontaria na direção de que, para as doentes obterem o maior ganho em HR-QoL, deveria ser escolhida uma DIEP. Se for este o caso, a análise dos dados do estudo prospetivo deverá revelá-lo.

Todos os resultados combinados indicam que uma reconstrução DIEP com duração da cirurgia e perda de sangue reduzida ao mínimo, numa doente não irradiada, não fumadora, saudável e com um IMC normal, tem a melhor hipótese de resultar numa qualidade de vida óptima após a mastectomia e a reconstrução mamária.

Mesmo que, em muitos aspectos, haja falta de provas para a estratégia de reconstrução mamária, é de esperar que, enquanto o tratamento do cancro da mama se mantiver inalterado, a abordagem da reconstrução mamária não se altere fundamentalmente.

CONCLUSÃO

A principal conclusão do livro é que as pacientes do grupo DIEP estão mais satisfeitas nos domínios *satisfação com as mamas* e *satisfação com o resultado do* que os outros grupos. O facto de as pacientes do grupo DIEP estarem mais satisfeitas com a sua reconstrução é ainda mais interessante, dado que as pacientes deste grupo tiveram maior frequência de complicações do que as pacientes de todos os outros grupos, e dado que está estabelecido que as complicações pós-operatórias tendem a diminuir a satisfação com o resultado da reconstrução mamária.

Outro achado deste livro é o facto de a frequência de complicações ser elevada com todos os métodos estudados, frequências mais elevadas do que na maioria dos outros estudos. Não é claro se a razão é o registo detalhado das complicações, e que todas as ocorrências foram consideradas eventos adversos, ou se a frequência é realmente mais elevada no Serviço.

O facto de os factores perioperatórios de *perda de sangue durante a cirurgia* e *a duração da cirurgia* serem factores de risco independentes para complicações pós-operatórias, sem que possíveis factores de confusão sejam a verdadeira razão para a associação, é um novo conhecimento no campo da cirurgia plástica. Os factores relacionados com o doente, que também são factores de risco independentes para complicações, são previamente conhecidos, mas o facto de aumentarem o risco de forma múltipla quando combinados é também um novo conhecimento.

Todos os resultados combinados mostram que o melhor método de reconstrução que conduz a um maior aumento da qualidade de vida é a reconstrução DIEP, em que a duração da cirurgia e a perda de sangue são reduzidas ao mínimo, numa doente não irradiada, não fumadora, saudável e com um IMC normal

AGRADECIMENTOS

Gostaria de agradecer ao **Hans Mark**, meu colega de trabalho, pelo seu firme apoio em toda a minha investigação e trabalho clínico. Estou muito grato pelo seu tempo e encorajamento contínuo. Sem ti, este livro nunca teria sido escrito.

Lars Kolby, pelos excelentes conselhos e pelo grande tempo passado a ler o meu trabalho na construção dos artigos e da tese.

Victoria Frojd pela preciosa ajuda na conceção dos estudos e, sobretudo, pela oportunidade de usufruir das suas grandes competências em matéria de tratamento de dados e estatística. Obrigado por todo o tempo que despendeu comigo.

Anna Elander, a minha chefe, por me ter dado a oportunidade de me tornar um dos cirurgiões do Departamento, e por todo o encorajamento e apoio.

Torbjorn Soderstrom, meu amigo e primeiro chefe de cirurgia plástica, por me ter dado a oportunidade de iniciar a minha carreira como cirurgião plástico. Por isso, ficarei sempre grato.

Mattias Lidén e **Giovanni Maltese,** pela sua amizade inabalável e pelo seu apoio durante os anos em que estive no departamento.

Clas Lossing, o meu primeiro supervisor clínico, pela informação educativa e divertida sobre a história das reconstruções mamárias no departamento.

Richard Lewin e **Jonas Lundberg,** meus colegas de trabalho, pelo contributo inestimável na investigação desta tese e pelos conselhos valiosos na redação dos artigos.

Albert Modin, Nielas Molinder e **Johan Ljungdal** pela sua ajuda na recolha e tratamento de dados para este projeto de investigação.

A todos os **colegas** do Departamento que se ocuparam do meu trabalho clínico durante a redação desta tese.

Rannveig Helgadóttir, minha querida amiga, por ter desenhado as imagens desta tese.

Göteborgs läkaresällskap, Stiftelsen Fru Mary von Sydows, fodd Wijk, donationsfond, Herbert och Karin Jacobsons stiftelse, e Bröstcancerfonden pelo seu generoso apoio financeiro.

E por último, mas não menos importante, a minha adorável esposa **Rosa**, pelo teu amor e apoio incondicionais, tanto nos dias de sol como nos dias de chuva. Contigo, posso lutar todas as minhas dificuldades com uma mão, desde que segures a outra.

REFERÊNCIAS

1. Cancro da mama: prevenção e controlo. 2012. Em http://www.who.int/cancer/detection/breastcancer/en/).

2. Bray F, McCarron P, Parkin DM. The changing global patterns of female breast cancer incidence and mortality. Breast cancer research : BCR 2004;6:229-39.

3. Cancro da mama. 2015. (Acedido a 25 de julho de 2015, em https://en.wikipedia.org/wiki/Breast_cancer.)

4. Oldenburg RA, Meijers-Heijboer H, Cornelisse CJ, Devilee P. Genetic susceptibility for breast cancer: how many more genes to be found? Crit Rev Oncol Hematol 2007;63:125-49.

5. Referência doméstica de genética. Biblioteca Nacional de Medicina dos EUA, 2015. (Acedido a 25 de agosto de 2015, em http://ghr.nlm.nih.gov/condition/breast-cancer.)

6. Revisão das estatísticas do cancro do SEER, 1975-2010. 2013. (Acedido em 2014, 2013, em http://seer.cancer.gov/csr/1975_2008/results_merged/sect_04_breast.pdf.)

7. Os avanços do cancro em foco. 2010. 2014, em http://www.cancer.gov/cancertopics/factsheet/cancer-advances-in-focus/breast)

8. Curado MP. Cancro da mama no mundo: incidência e mortalidade. Salud publica de Mexico 2011;53:372-84.

9. Cancerincidens i Sverige 2012. Socialstyrelsen, 2014. Em http://www.socialstyrelsen.se/Lists/Artikelkatalog/Attachments/19291/2013- 12-17.pdf).

10. OMS. Cancro da mama: prevenção e controlo. 2012. Em http://www.who.int/cancer/detection/breastcancer/en/).

11. Socialstyrelsen. Linha de orientação nacional para o cancro da mama. In: Socialstyrelsen, ed. Birgitta Clarin ed. Stockholm: Socialstyrelsen; 2007.

12. Fichas de estatísticas sobre o cancro do SEER: Cancro da mama. Instituto Nacional do Cancro, 2013. 2014, em http://seer.cancer.gov/statfacts/html/breast.html).

13. Wilkins E, Alderman AK. Breast Reconstruction Practices in North America (Práticas de Reconstrução Mamária na América do Norte): Tendências actuais e prioridades futuras. Seminários em cirurgia plástica 2004;18:149- 55.

14. Barnsley GP, Sigurdsson L, Kirkland S. Barriers to breast reconstruction after mastectomy in Nova Scotia (Barreiras à reconstrução da mama após mastectomia na Nova Escócia). Can J Surg 2008;51:447-52.

15. Polednak AP. Qual a frequência da cirurgia reconstrutiva da mama pós-mastectomia? Um estudo que liga duas bases de dados estaduais. Plast Reconstr Surg 2001;108:73-7.

16. Cordeiro PG. Reconstrução mamária após cirurgia para cancro da mama. N Engl J Med 2008;359:1590-601.

17. Holmberg SB. Comunicação pessoal. 2008.

18. Saúde NIo. Declaração da Conferência de Desenvolvimento de Consenso dos Institutos

Nacionais de Saúde: Adjuvant Therapy for Breast Cancer, 1-3 de novembro de 2000. J National Cancer Inst 2000;93:979-89.

19. Asken MJ. Psychoemotional aspects of mastectomy: a review of recent literature (Aspectos psico-emocionais da mastectomia: uma revisão da literatura recente). Am J Psychiatry 1975;132:56-9.

20. Maguire GP, Lee EG, Bevington DJ, Kuchemann CS, Crabtree RJ, Cornell CE. Psychiatric problems in the first year after mastectomy (Problemas psiquiátricos no primeiro ano após a mastectomia). Br Med J 1978;1:963-5.

21. Meyer L, Aspegren K. Long-term psychological sequelae of mastectomy and breast conserving treatment for breast cancer (sequelas psicológicas a longo prazo da mastectomia e do tratamento conservador da mama para o cancro da mama). Ata Oncol 1989;28:13-8.

22. Morris T, Greer HS, Pettingale KW. Problemas psiquiátricos após mastectomia. Br Med J 1978;1:1211-2.

23. Al-Ghazal SK, Sully L, Fallowfield L, Blamey RW. The psychological impact of immediate rather than delayed breast reconstruction (O impacto psicológico da reconstrução mamária imediata em vez de tardia). Eur J Surg Oncol 2000;26:17-9.

24. Dean C, Chetty U, Forrest AP. Effects of immediate breast reconstruction on psychosocial morbidity after mastectomy (Efeitos da reconstrução imediata da mama na morbilidade psicossocial após mastectomia). Lancet 1983;1:459-62.

25. Elder EE, Brandberg Y, Bjorklund T, et al. Qualidade de vida e satisfação da paciente em pacientes com cancro da mama após reconstrução mamária imediata: um estudo prospetivo. Breast 2005;14:201-8.

26. Wilkins EG, Cederna PS, Lowery JC, et al. Análise prospetiva dos resultados psicossociais na reconstrução mamária: resultados pós-operatórios de um ano do Michigan Breast Reconstruction Outcome Study. Plast Reconstr Surg 2000;106:1014-25; discussão 26-7.

27. Allen RJ, Treece P. Retalho perfurante epigástrico inferior profundo para reconstrução mamária. Ann Plast Surg 1994;32:32-8.

28. Bostwick J, 3rd, Scheflan M. O retalho musculocutâneo do grande dorsal: uma reconstrução mamária numa só fase. Clin Plast Surg 1980;7:71-8.

29. Holmstrom H, Lossing C. O retalho toracodorsal lateral na reconstrução mamária. Plast Reconstr Surg 1986;77:933-43.

30. Strock LL. Reconstrução com implante expansor em duas fases: experiência recente. Plast Reconstr Surg 2009;124:1429-36.

31. Maloney E, Edgerson S, Robson M, et al. O que as mulheres com cancro da mama discutem com os médicos sobre o risco para as suas filhas adolescentes. J Psychosoc Oncol 2012;30:484-502.

32. Cotlar AM, Dubose JJ, Rose DM. History of surgery for breast cancer: radical to the sublime. Current surgery 2003;60:329-37.

33. Ekmektzoglou KA, Xanthos T, German V, Zografos GC. Cancro da mama: desde os tempos mais remotos até ao final do século XX. Revista europeia de obstetrícia, ginecologia e biologia reprodutiva 2009;145:3-8.

34.Uma história do cancro da mama. Random History, 2008. (Acedido a 12 de agosto de 2015, em http://www.randomhistory.com/1-50/029cancer.html.)

35.Laux MT. Cancro da mama; uma visão geral. Jornal Internacional de Investigação do Cancro 2005;1:71-80.

36.História do cancro da mama. News-Medical.net, 2015. (Acedido em julho, 25, 2015, em http://www.news-medical.net/health/History-of-Breast-Cancer.aspx.)

37.Sakorafas GH. As origens da mastectomia radical. Jornal da AORN 2008;88:605-8.

38.Shah R, Rosso K, Nathanson SD. Patogénese, prevenção, diagnóstico e tratamento do cancro da mama. Revista mundial de oncologia clínica 2014;5:283-98.

39.Dupont WD, Parl FF, Hartmann WH, et al. Risco de cancro da mama associado a doença mamária proliferativa e hiperplasia atípica. Cancro 1993;71:1258-65.

40.Hartmann LC, Sellers TA, Frost MH, et al. Benign breast disease and the risk of breast cancer (Doença benigna da mama e risco de cancro da mama). N Engl J Med 2005;353:229-37.

41.Colditz GA, Rosner B. Cumulative risk of breast cancer to age 70 years according to risk fator status: data from the Nurses' Health Study. American journal of epidemiology 2000;152:950-64.

42.Poortmans P. Evidence based radiation oncology: breast cancer (oncologia por radiação baseada na evidência: cancro da mama). Radioterapia e oncologia: revista da Sociedade Europeia de Radiologia Terapêutica e Oncologia 2007;84:84-101.

43.Hassan MS, Ansari J, Spooner D, Hussain SA. Quimioterapia para o cancro da mama (Revisão). Oncology reports 2010;24:1121-31.

44.Pusztai L, Symmans FW, Hortobagyi GN. Desenvolvimento de marcadores farmacogenómicos para selecionar a quimioterapia pré-operatória para o cancro da mama. Cancro da mama 2005;12:73-85.

45.Mathew J, Asgeirsson KS, Cheung KL, Chan S, Dahda A, Robertson JF. Neoadjuvant chemotherapy for locally advanced breast cancer: a review of the literature and future directions. Eur J Surg Oncol 2009;35:113-22.

46.Buzdar AU. Tratamento quimioterápico pré-operatório do cancro da mama - uma revisão. Cancro 2007;110:2394-407.

47.Fisher CS, Ma CX, Gillanders WE, et al. A quimioterapia neoadjuvante está associada a uma melhor sobrevivência em comparação com a quimioterapia adjuvante em doentes com cancro da mama triplo-negativo apenas após resposta patológica completa. Ann Surg Oncol 2012;19:253-8.

48.Zweifel-Schlatter M, Darhouse N, Roblin P, Ross D, Zweifel M, Farhadi J. Reconstrução mamária microvascular imediata após quimioterapia neoadjuvante: taxas de complicações e efeito no início do tratamento adjuvante. Ann Surg Oncol 2010;17:2945-50.

49.Haugen H. A utilização de quimioterapia após cancro da mama no Hospital Universitário de Sahlgrenska. In: Thorarinsson A, ed.2015.

50.Wang W. Radioterapia no tratamento do cancro da mama precoce. J Med Radiat Sci 2013;60:40-6.

51.Os primeiros anos da radioterapia. Sociedade Americana de Raios Roentgen 2015. (Acedido em

21 de outubro de 2015, em http://www.arrs.org/publications/HRS/oncology/RCI_O_c01.pdf.)

52.Ghossain A, Ghossain MA. História da mastectomia antes e depois de Halsted. J Med Liban 2009;57:65-71.

53.Souchon R. Radioterapia adjuvante no cancro da mama. Breast care 2006:259-63.

54.Poortmans P. Um futuro brilhante para a radioterapia no cancro da mama. Radioterapia e oncologia: revista da Sociedade Europeia de Radiologia Terapêutica e Oncologia 2007;82:243-6.

55.Cianfrocca M, Goldstein LJ. Factores prognósticos e preditivos no cancro da mama em fase inicial. The oncologist 2004;9:606-16.

56.Riggs BL, Hartmann LC. Moduladores selectivos do recetor de estrogénio - mecanismos de ação e aplicação à prática clínica. N Engl J Med 2003;348:618-29.

57.Verma S, Sehdev S, Joy A, Madarnas Y, Younus J, Roy JA. An updated review on the efficacy of adjuvant endocrine therapies in hormone recetor-positive early breast cancer. Current oncology 2009;16 Suppl 2:S1-13.

58.Strasser-Weippl K, Badovinac-Crnjevic T, Fan L, Goss PE. Terapia endócrina adjuvante prolongada no cancro da mama com recetor hormonal positivo. Mama 2013;22 Suppl 2:S171-5.

59.Jones J. Tamoxifen side effects may be attributable to other causes. J Natl Cancer Inst 2001;93:11-2.

60.van Nes JG, Fontein DB, Hille ET, et al. Quality of life in relation to tamoxifen or exemestane treatment in postmenopausal breast cancer patients: a Tamoxifen Exemestane Adjuvant Multinational (TEAM) Trial side study. Breast Cancer Res Treat 2012;134:267-76.

61.Cuzick J. Os inibidores da aromatase no tratamento precoce do cancro da mama: A história até agora. Mama 2008;17 Suppl 3:S2-8.

62.Eisen A, Trudeau M, Shelley W, Messersmith H, Pritchard KI. Inibidores da aromatase em terapia adjuvante para cancro da mama com recetor hormonal positivo: uma revisão sistemática. Cancer Treat Rev 2008;34:157-74.

63.Dodwell D, Williamson D. Beyond tamoxifen: extended and late extended endocrine therapy in postmenopausal early breast cancer. Cancer Treat Rev 2008;34:137-44.

64.McDonald CJ, Erlichman C, Ingle JN, et al. Um derivado da estirpe da vacina do vírus do sarampo como novo agente oncolítico contra o cancro da mama. Breast Cancer Res Treat 2006;99:177-84.

65.Arora R, Gary BD, McClellan S, et al. Atividade antitumoral de um novo agente terapêutico natural contra o cancro da mama triplo negativo. Cancer Research 2013;73:1.

66.Elmegeed GA, Khalil WK, Mohareb RM, Ahmed HH, Abd-Elhalim MM, Elsayed GH. Citotoxicidade e perfis de expressão genética de novos derivados de esteróides sintetizados como agentes quimioterapêuticos contra o cancro da mama. Bioorg Med Chem 2011;19:6860-72.

67.Warsch S, Montero AJ, Glück S. Novos agentes citotóxicos no tratamento do cancro da mama metastático. Relatórios actuais sobre o cancro da mama 2012;4:75-82.

68.Rozen WM, Rajkomar AK, Anavekar NS, Ashton MW. Reconstrução mamária pós-mastectomia: uma história em evolução. Clin Breast Cancer 2009;9:145-54.

69.Losken A, Jurkiewicz MJ. História da reconstrução mamária. Breast Dis 2002;16:3-9.

70.História regulamentar dos implantes mamários na FDA dos EUA, 2013. (Acedido a 14 de agosto de 2015, em http://www.fda.gov/MedicalDevices/ProductsandMedicalProcedures/ImplantsandProsthetics/ BreastImplants/ucm064461.htm.)

71.Schleiter KE. Litígio sobre implantes mamários de silicone. AMA Journal of Ethics 2010;12:389-94.

72.Berry MG, Stanek JJ. Biodurabilidade do implante PIP: uma atualização pós-publicidade. J Plast Reconstr Aesthet Surg 2013;66:1174-81.

73.Implantat opereras bort pa löpande band. Dagens nyheter, 2012. (Acedido a 14 de agosto de 2015, em http://www.dn.se/ekonomi/implantat-opereras-bort-pa-lopande- band/.)

74.Uroskie TW, Colen LB. História da reconstrução mamária. Seminários em cirurgia plástica 2004;18:65-9.

75.Bostwick J, 3rd, Nahai F, Wallace JG, Vasconez LO. Sixty latissimus dorsi flaps. Plast Reconstr Surg 1979;63:31-41.

76.Marshall DR, Anstee EJ, Stapleton MJ. Reconstrução de tecidos moles da mama utilizando um retalho miocutâneo composto alargado do latissimus dorsi. Br J Plast Surg 1984;37:361-8.

77.Saint-Cyr M, Nagarkar P, Schaverien M, Dauwe P, Wong C, Rohrich RJ. O retalho pediculado do ramo descendente do músculo latissimus dorsi para reconstrução mamária. Plast Reconstr Surg 2009;123:13-24.

78.Dixon JM, Venizelos B, Chan P. Mini-retalho do músculo grande dorsal: uma técnica para alargar a conservação da mama. Mama 2002;11:58-65.

79.Sternberg EG, Perdikis G, McLaughlin SA, Terkonda SP, WaldorfJC. O retalho do músculo grande dorsal continua a ser uma excelente escolha para a reconstrução mamária. Ann Plast Surg 2006;56:31-5.

80.Munhoz AM, Montag E, Arruda EG, et al. O papel do retalho fasciocutâneo toracodorsal lateral na reconstrução imediata conservadora da cirurgia mamária. Plast Reconstr Surg 2006;117:1699-710.

81.Woerdeman LA, van Schijndel AW, Hage JJ, Smeulders MJ. Verificação dos resultados cirúrgicos e factores de risco do retalho toracodorsal lateral. Plast Reconstr Surg 2004;113:196-203; discussão 4-5.

82.Lossing C, Elander A, Holmström H. Contratura capsular após reconstrução mamária com o retalho toracodorsal lateral. Aesthetic Plast Surg 1989;13:81-4.

83.Lossing C, Elander A, Gewalli F, Holmström H. O retalho toracodorsal lateral na reconstrução mamária: um estudo de acompanhamento a longo prazo. Scand J Plast Reconstr Surg Hand Surg 2001;35:183-92.

84.Garvey PB, Buchel EW, Pockaj BA, et al. Retalhos DIEP e TRAM pediculados: uma comparação de resultados. Plastic and reconstructive surgery 2006;117:1711-9; discussão 20-1.

85.Bajaj AK, Chevray PM, Chang DW. Comparação das complicações no local do dador e dos resultados funcionais na reconstrução mamária com retalho TRAM poupador de músculo e retalho DIEP livre. Plastic and reconstructive surgery 2006;117:737-46; discussão 4750.

86.Chun YS, Sinha I, Turko A, et al. Comparação da morbilidade, resultado funcional e satisfação após reconstrução mamária bilateral com retalho TRAM versus retalho DIEP bilateral. Plast Reconstr Surg 2010;126:1133-41.

87.Clough KB, O'Donoghue JM, Fitoussi AD, Vlastos G, Falcou MC. Avaliação prospetiva dos resultados cosméticos tardios após a reconstrução mamária: II. Reconstrução com retalho de Tram. Plast Reconstr Surg 2001;107:1710-6.

88.Man LX, Selber JC, Serletti JM. Abdominal wall following free TRAM or DIEP flap reconstruction: a meta-analysis and critical review. Plast Reconstr Surg 2009;124:752-64.

89.Nelson JA, Guo Y, Sonnad SS, et al. A Comparison between DIEP and muscle sparing free TRAM flaps in breast reconstruction: a single surgeon's recent experience. Plastic and reconstructive surgery 2010;126:1428-35.

90.Hartrampf CR, Scheflan M, Black PW. Reconstrução mamária com um retalho abdominal transversal em ilha. Plast Reconstr Surg 1982;69:216-25.

91.Booi DI, Debats IB, Boeckx WD, van der Hulst RR. Risk factors and blood flow in the free transverse rectus abdominis (TRAM) flap: smoking and high flap weight impair the free TRAM flap microcirculation. Ann Plast Surg 2007;59:364-71.

92.Holmstrom H. O retalho livre de abdominoplastia e a sua utilização na reconstrução mamária. Um estudo experimental e um relato de caso clínico. Scand J Plast Reconstr Surg 1979;13:423-27.

93.Chevray PM. Reconstrução mamária com retalhos da artéria epigástrica inferior superficial: uma comparação prospetiva com os retalhos TRAM e DIEP. Plast Reconstr Surg 2004;114:1077-83; discussão 84-5.

94.Gill PS, Hunt JP, Guerra AB, et al. Uma revisão retrospetiva de 10 anos de 758 retalhos DIEP para reconstrução mamária. Plastic and reconstructive surgery 2004;113:1153- 60.

95.Wang XL, Liu LB, Song FM, Wang QY. Meta-análise da segurança e dos factores que contribuem para complicações dos retalhos MS-TRAM, DIEP e SIEA para reconstrução mamária. Aesthetic Plast Surg 2014;38:681-91.

96.Craft RO, Colakoglu S, Curtis MS, et al. Patient satisfaction in unilateral and bilateral breast reconstruction [artigo sobre resultados]. Plast Reconstr Surg 2011;127:1417-24.

97.Tuinder S, Baetens T, De Haan MW, et al. Retalho perfurante septocutâneo do tensor da fáscia lata para reconstrução mamária: considerações radiológicas e casos clínicos. J Plast Reconstr Aesthet Surg 2014;67:1248-56.

98.LoTempio MM, Allen RJ. Reconstrução mamária com retalhos SGAP e IGAP. Plast Reconstr Surg 2010;126:393-401.

99.Satake T, Muto M, Ogawa M, et al. Reconstrução mamária unilateral utilizando retalhos perfurantes da artéria glútea inferior bilateral. Cirurgia plástica e reconstrutiva Global open 2015;3:e314.

100. Arnez ZM, Pogorelec D, Planinsek F, Ahcan U. Reconstrução mamária com o retalho livre do gracilis transverso (TUG). British Journal of Plastic Surgery 2004;57:20-6.

101. Alderman AK, Wilkins EG, Kim HM, Lowery JC. Complicações na reconstrução mamária pós-mastectomia: resultados de dois anos do Michigan Breast Reconstruction Outcome Study. Plast

Reconstr Surg 2002;109:2265-74.

102. Chawla AK, Kachnic LA, Taghian AG, Niemierko A, Zapton DT, Powell SN. Radioterapia e reconstrução mamária: complicações e estética com TRAM versus expansor/implante de tecido. International journal of radiation oncology, biology, physics 2002;54:520-6.

103. Cordeiro PG, McCarthy CM. A experiência de 12 anos de um único cirurgião com a reconstrução mamária com expansor de tecido/implante: parte I. Uma análise prospetiva das complicações iniciais. Plast Reconstr Surg 2006;118:825-31.

104. Hofer SO, Damen TH, Mureau MA, Rakhorst HA, Roche NA. A critical review of perioperative complications in 175 free deep inferior epigastric perforator flap breast reconstructions. Ann Plast Surg 2007;59:137-42.

105. Krueger EA, Wilkins EG, Strawderman M, et al. Complicações e satisfação da paciente após reconstrução mamária com expansor/implante com e sem radioterapia. Int J Radiat Oncol Biol Phys 2001;49:713-21.

106. Selber JC, Kurichi JE, Vega SJ, Sonnad SS, Serletti JM. Factores de risco e complicações na reconstrução mamária com retalho TRAM livre. Ann Plast Surg 2006;56:492-7.

107. Chang DW, Reece GP, Wang B, et al. Effect of smoking on complications in patients undergoing free TRAM flap breast reconstruction (Efeito do tabagismo nas complicações em pacientes submetidas a reconstrução mamária com retalho TRAM livre). Plastic and reconstructive surgery 2000;105:2374-80.

108. Lundberg J, Thorarinsson A, Karlsson P, et al. Quando é que o retalho da artéria epigástrica inferior profunda está indicado para a reconstrução da mama em doentes não tratadas com radioterapia? Ann Plast Surg 2013.

109. Ringberg A, Tengrup I, Aspegren K, Palmer B. Immediate breast reconstruction after mastectomy for cancer. Eur J Surg Oncol 1999;25:470-6.

110. Spear SL, Newman MK, Bedford MS, Schwartz KA, Cohen M, Schwartz JS. A retrospective analysis of outcomes using three common methods for immediate breast reconstruction. Plast Reconstr Surg 2008;122:340-7.

111. Andrade WN, Baxter N, Semple JL. Clinical determinants of patient satisfaction with breast reconstruction. Plast Reconstr Surg 2001;107:46-54.

112. Gopie JP, Timman R, Hilhorst MT, Hofer SO, Mureau MA, Tibben A. O impacto psicológico a curto prazo das complicações após a reconstrução mamária. Psycho-oncology 2013;22:290-8.

113. Nicholson RM, Leinster S, Sassoon EM. A comparison of the cosmetic and psychological outcome of breast reconstruction, breast conserving surgery and mastectomy without reconstruction (Uma comparação do resultado cosmético e psicológico da reconstrução mamária, cirurgia conservadora da mama e mastectomia sem reconstrução). Breast 2007;16:396-410.

114. Isern AE, Tengrup I, Loman N, Olsson H, Ringberg A. Resultado estético, satisfação do paciente e qualidade de vida relacionada com a saúde em mulheres de alto risco submetidas a mastectomia profiláctica e reconstrução mamária imediata. J Plast Reconstr Aesthet Surg 2008;61:1177-87.

115. Thorarinsson A, Frojd V, Kolby L, et al. Uma revisão retrospetiva da incidência de várias

complicações em diferentes métodos de reconstrução mamária tardia. Jornal de cirurgia plástica e cirurgia da mão 2016;50:25-34.

116. Barreau-Pouhaer L, Le MG, Rietjens M, et al. Factores de risco para o insucesso da reconstrução mamária imediata com prótese após mastectomia total por cancro da mama. Cancro 1992;70:1145-51.

117. Francis SH, Ruberg RL, Stevenson KB, et al. Factores de risco independentes para infeção na reconstrução mamária com expansor de tecido. Plast Reconstr Surg 2009;124:1790-6.

118. Miller RB, Reece G, Kroll SS, et al. Reconstrução microvascular da mama na paciente diabética. Plastic and reconstructive surgery 2007;119:38-45; discussão 68.

119. Petersen A, Eftekhari AL, Damsgaard TE. Reconstrução mamária imediata: um estudo retrospetivo com ênfase nas complicações e factores de risco. Jornal de cirurgia plástica e cirurgia da mão 2012;46:344-8.

120. Seidenstuecker K, Munder B, Mahajan AL, Richrath P, Behrendt P, Andree C. Morbidade da reconstrução microcirúrgica da mama em pacientes com doenças comórbidas. Cirurgia plástica e reconstrutiva 2011;127:1086-92.

121. Acosta R, Smit JM, Audolfsson T, et al. Revisão clínica de 9 anos de reconstruções mamárias com retalho perfurante livre: uma análise de 675 retalhos e a influência de novas técnicas na prática clínica. J Reconstr Microsurg 2011;27:91-8.

122. Anderson PR, Hanlon AL, Fowble BL, McNeeley SW, Freedman GM. É possível obter baixas taxas de complicações após a reconstrução mamária pós-mastectomia e a radioterapia. International journal of radiation oncology, biology, physics 2004;59:1080-7.

123. Appleton SE, Ngan A, Kent B, Morris SF. Factores de risco que influenciam as taxas de transfusão na reconstrução mamária com retalho DIEP. Plast Reconstr Surg 2011;127:1773-82.

124. Cordeiro PG, McCarthy CM. A experiência de 12 anos de um único cirurgião com a reconstrução mamária com expansor de tecido/implante: parte II. Uma análise das complicações a longo prazo, resultados estéticos e satisfação da paciente. Plast Reconstr Surg 2006;118:832-9.

125. Davies K, Allan L, Roblin P, Ross D, Farhadi J. Factores que afectam as complicações pós-operatórias após mastectomia poupadora de pele com reconstrução mamária imediata. Breast 2011;20:21-5.

126. Enajat M, Smit JM, Rozen WM, et al. Refinamentos estéticos e procedimentos reoperatórios após 370 reconstruções mamárias consecutivas com retalho DIEP e SIEA: considerações importantes para o consentimento da paciente. Aesthetic Plast Surg 2010;34:306- 12.

127. Garvey PB, Buchel EW, Pockaj BA, Gray RJ, Samson TD. O retalho perfurante epigástrico inferior profundo para reconstrução mamária em pacientes com excesso de peso e obesidade. Plastic and reconstructive surgery 2005;115:447-57.

128. Hanwright PJ, Davila AA, Hirsch EM, et al. O efeito diferencial do IMC na reconstrução mamária protética versus autógena: uma análise multivariada de 12.986 pacientes. Breast 2013;22:938-45.

129. Jhaveri JD, Rush SC, Kostroff K, et al. Clinical outcomes of postmastectomy radiation therapy after immediate breast reconstruction (Resultados clínicos da radioterapia pós-mastectomia após

reconstrução mamária imediata). Int J Radiat Oncol Biol Phys 2008;72:859-65.

130. McCarthy CM, Mehrara BJ, Riedel E, et al. Previsão de complicações após reconstrução mamária com expansor/implante: uma análise de resultados baseada no risco clínico pré-operatório. Plast Reconstr Surg 2008;121:1886-92.

131. Momoh AO, Colakoglu S, Westvik TS, et al. Análise das complicações e da satisfação das pacientes na reconstrução mamária com retalho miocutâneo transverso do reto abdominal pediculado e retalho perfurante epigástrico inferior profundo. Ann Plast Surg 2012;69:19-23.

132. Munhoz AM, Aldrighi CM, Montag E, et al. Resultados clínicos após mastectomia poupadora de nippleareola com reconstrução mamária imediata baseada em implantes: uma experiência de 12 anos com uma análise dos factores de complicações relacionados com a paciente e a mama. Breast Cancer Res Treat 2013;140:545-55.

133. Spear SL, Onyewu C. Reconstrução mamária faseada com implantes preenchidos com soro fisiológico na mama irradiada: tendências recentes e implicações terapêuticas. Plastic and reconstructive surgery 2000;105:930-42.

134. Takeishi M, Shaw WW, Ahn CY, Borud LJ. Retalhos TRAM em pacientes com cicatrizes abdominais. Plastic and reconstructive surgery 1997;99:713-22.

135. Vega S, Smartt JM, Jr., Jiang S, et al. 500 pacientes consecutivas com reconstrução mamária com retalho TRAM livre: A experiência de um único cirurgião. Plast Reconstr Surg 2008;122:329-39.

136. Woerdeman LA, Hage JJ, Hofland MM, Rutgers EJ. Uma avaliação prospetiva dos factores de risco cirúrgico em 400 casos de mastectomia poupadora de pele e reconstrução mamária imediata com implantes para estabelecer critérios de seleção. Plast Reconstr Surg 2007;119:455-63.

137. Yanko-Arzi R, Cohen MJ, Braunstein R, Kaliner E, Neuman R, Brezis M. Reconstrução mamária: taxa de complicações e tipo de expansor de tecido. Aesthetic Plast Surg 2009;33:489-96.

138. Hsu P, Bullocks J, Matthews M. Atualização da Profilaxia da Infeção. Seminários em cirurgia plástica 2006;20:241-8.

139. Gravante G, Caruso R, Araco A, Cervelli V. Infecções após procedimentos plásticos: incidências, etiologias, factores de risco e profilaxia antibiótica. Aesthetic Plast Surg 2008;32:243-51.

140. Clayton JL, Bazakas A, Lee CN, Hultman CS, Halvorson EG. Once is not enough: withholding postoperative prophylactic antibiotics in prosthetic breast reconstruction is associated with an increased risk of infection. Plast Reconstr Surg 2012;130:495-502.

141. Landes G, Harris PG, Lemaine V, et al. Prevenção da infeção do local cirúrgico e adequação dos hábitos de prescrição de antibióticos em cirurgia plástica. J Plast Reconstr Aesthet Surg 2008;61:1347-56.

142. Hawn MT, Vick CC, Richman J, et al. Surgical site infection prevention: time to move beyond the surgical care improvement program. Ann Surg 2011;254:494-9; discussão 9-501.

143. Hunter JG. Uso apropriado de antibióticos profilácticos em cirurgia plástica: chegou a hora. Plast Reconstr Surg 2007;120:1732-4.

144. Fischer JP, Nelson JA, Serletti JM, Wu LC. Factores de risco peri-operatórios associados à perda precoce de expansor de tecido (TE) após reconstrução mamária imediata (IBR): uma revisão de 9305 pacientes dos conjuntos de dados ACS-NSQIP 2005-2010. J Plast Reconstr Aesthet Surg 2013;66:1504-

12.

145.   Hanwright PJ, Davila AA, Mioton LM, Fine NA, Bilimoria KY, Kim JY. Um modelo preditivo de risco e resultados na reconstrução de expansores de tecido: uma análise multivariada de 9786 pacientes. Jornal de cirurgia plástica e cirurgia da mão 2013;47:513-8.

146.   Mandal A, Imran D, McKinnell T, Rao GS. Admissões não planeadas após cirurgia plástica em ambulatório - um estudo retrospetivo. Annals of the Royal College of Surgeons of England 2005;87:466-8.

147.   Lymperopoulos NS, Sofos S, Constantinides J, Koshy O, Graham K. Blood loss and transfusion rates in DIEP flap breast reconstruction. Introduzindo um novo preditor. J Plast Reconstr Aesthet Surg 2013;66:1659-64.

148.   Rambachan AM, L.M.;Saha, S.;Fine, N.; Kim, J.Y.S. O impacto da duração da cirurgia nos resultados da cirurgia plástica. Eur J Plast Surg 2013;36:707-14.

149.   Richard P, Huesler R, Banic A, Erni D, Plock JA. Factores de risco perioperatórios para hematoma após mamoplastia de aumento. Jornal de cirurgia plástica e cirurgia da mão 2013;47:130-4.

150.   Leyngold MM, Stutman RL, Khiabani KT, et al. Variáveis que contribuem para a infeção do expansor de tecido pós-mastectomia. Breast J 2012;18:351-6.

151.   Simpson KH, Murphy PG, Hopkins PM, Batchelor AG. Previsão de resultados em 150 pacientes com transferências de tecido livre microvascular para a cabeça e pescoço. Br J Plast Surg 1996;49:267-73.

152.   Fogarty BJ, Khan K, Ashall G, Leonard AG. Complicações de operações longas: um estudo prospetivo da morbilidade associada ao tempo operatório prolongado (> 6 h). Br J Plast Surg 1999;52:33-6.

153.   Al-Nawas B, Wriedt S, Reinhard J, Keilmann A, Wehrbein H, Wagner W.

Influência da idade do doente e da experiência do cirurgião nas complicações precoces após o encerramento cirúrgico da fenda palatina - um estudo de coorte retrospetivo. Jornal de cirurgia cranio-maxilo-facial: publicação oficial da Associação Europeia de Cirurgia Cranio-Maxilo-Facial 2013;41:135-9.

154.   Fischer JP, Nelson JA, Kovach SJ, Serletti JM, Wu LC, Kanchwala S. Impacto da obesidade nos resultados da reconstrução mamária: análise de 15.937 pacientes dos conjuntos de dados ACS-NSQIP. J Am Coll Surg 2013;217:656-64.

155.   Chan MM, Hamza N, Ammori BJ. A duração da cirurgia influencia de forma independente o risco de tromboembolismo venoso após cirurgia bariátrica laparoscópica. Cirurgia para obesidade e doenças relacionadas: jornal oficial da Sociedade Americana de Cirurgia Bariátrica 2013;9:88-93.

156.   Fischer JP, Nelson JA, Au A, Tuggle CT, 3°, Serletti JM, Wu LC.

Complicações e morbilidade após reconstrução mamária - uma revisão de 16 063 casos dos conjuntos de dados NSQIP 2005-2010. Jornal de cirurgia plástica e cirurgia da mão 2014;48:104-14.

157.   Momeni A, Ahdoot MA, Kim RY, Leroux E, Galaiya DJ, Lee GK. Devemos continuar a considerar a obesidade uma contraindicação relativa para a reconstrução autóloga microcirúrgica da mama? J Plast Reconstr Aesthet Surg 2012;65:420-5.

158. Momeni A, Heier M, Bannasch H, Stark GB. Complicações na abdominoplastia: uma análise dos factores de risco. J Plast Reconstr Aesthet Surg 2009;62:1250-4.

159. Nguyen KT, Hanwright PJ, Smetona JT, Hirsch EM, Seth AK, Kim JY. Índice de massa corporal como um preditor contínuo de resultados após a reconstrução mamária com implante expansor. Ann Plast Surg 2014;73:19-24.

160. Robertson RD, Bond P, Wallace B, Shewmake K, Cone J. The tumescent technique to significantly reduce blood loss during burn surgery. Burns: jornal da Sociedade Internacional de Queimaduras 2001;27:835-8.

161. Dakir A, Ramalingam B, Ebenezer V, Dhanavelu P. Eficácia do ácido tranexâmico na redução da perda de sangue durante a cirurgia de trauma maxilofacial - um estudo piloto. J Clin Diagn Res 2014;8:ZC06-8.

162. McNally SJ, Revie EJ, Massie LJ, et al. Factores nos cuidados perioperatórios que determinam a perda de sangue na cirurgia hepática. HPB (Oxford) 2012;14:236-41.

163. Donald JR. Induced hypotension and blood loss during surgery (Hipotensão induzida e perda de sangue durante a cirurgia). J R Soc Med 1982;75:149-51.

164. Egenvall M, Morner M, Pahlman L, Gunnarsson U. Degree of blood loss during surgery for rectal cancer: a population-based epidemiologic study of surgical complications and survival. Colorectal Dis 2014;16:696-702.

165. Nahabedian MY, Tsangaris T, Momen B, Manson PN. Complicações infecciosas após reconstrução mamária com expansores e implantes. Plast Reconstr Surg 2003;112:467-76.

166. Vandeweyer E, Deraemaecker R. Radioterapia após reconstrução mamária imediata com implantes. Plast Reconstr Surg 2000;106:56-8; discussão 9-60.

167. Evans GR, Schusterman MA, Kroll SS, et al. Reconstrução e a mama irradiada: existe um papel para os implantes? Plastic and reconstructive surgery 1995;96:1111-5; discussão, 6-8.

168. Gerber B, Krause A, Dieterich M, Kundt G, Reimer T. The oncological safety of skin sparing mastectomy with conservation of the nipple-areola complex and autologous reconstruction: an extended follow-up study. Ann Surg 2009;249:461- 8.

169. Cowen D, Gross E, Rouannet P, et al. Reconstrução mamária imediata pós-mastectomia seguida de radioterapia: factores de risco para complicações. Breast Cancer Res Treat 2010;121:627-34.

170. McCarthy CM, Pusic AL, Disa JJ, McCormick BL, Montgomery LL, Cordeiro PG. Radioterapia pós-operatória unilateral da parede torácica em pacientes com reconstrução bilateral com expansor de tecido/implante: uma análise prospetiva dos resultados. Plast Reconstr Surg 2005;116:1642-7.

171. Tallet AV, Salem N, Moutardier V, et al. Radioterapia e reconstrução mamária imediata em duas fases com um expansor de tecido e implante: complicações e resultados estéticos. Int J Radiat Oncol Biol Phys 2003;57:136-42.

172. Clough KB, O'Donoghue JM, Fitoussi AD, Nos C, Falcou MC. Avaliação prospetiva dos resultados cosméticos tardios após a reconstrução mamária: I. Reconstrução com implantes. Plast Reconstr Surg 2001;107:1702-9.

173. Kronowitz SJ, Robb GL. Reconstrução mamária com radioterapia pós-mastectomia: questões

actuais. Plast Reconstr Surg 2004;114:950-60.

174.   Vandeweyer E, Hertens D, Nogaret JM, Deraemaecker R. Reconstrução mamária imediata com implantes preenchidos com soro fisiológico: não há interferência no resultado oncológico? Plast Reconstr Surg 2001;107:1409-12.

175.   Kronowitz SJ, Robb GL. Radioterapia e reconstrução mamária: uma revisão crítica da literatura. Plast Reconstr Surg 2009;124:395-408.

176.   Chatterjee JS, Lee A, Anderson W, et al. Efeito da radioterapia pós-operatória no volume do retalho perfurante epigástrico inferior profundo autólogo após reconstrução mamária imediata. The British journal of surgery 2009;96:1135-40.

177.   Schaverien MV, Macmillan RD, McCulley SJ. A reconstrução mamária autóloga imediata com radioterapia pós-operatória é uma boa prática?: uma revisão sistemática da literatura. J Plast Reconstr Aesthet Surg 2013;66:1637-51.

178.   Tran NV, Evans GR, Kroll SS, et al. Irradiação adjuvante pós-operatória: efeitos na reconstrução mamária com retalho do músculo reto abdominal transverso. Plastic and reconstructive surgery 2000;106:313-7; discussão 8-20.

179.   Barry M, Kell MR. Radioterapia e reconstrução mamária: uma meta-análise. Breast Cancer Res Treat 2011;127:15-22.

180.   Tran NV, Chang DW, Gupta A, Kroll SS, Robb GL. Comparação da reconstrução mamária com retalho TRAM livre imediata e tardia em pacientes que recebem radioterapia pós-mastectomia. Plast Reconstr Surg 2001;108:78-82.

181.   Shaikh-Naidu N, Preminger BA, Rogers K, Messina P, Gayle LB. Determinantes da satisfação estética após a reconstrução mamária com TRAM e implantes. Ann Plast Surg 2004;52:465-70; discussão 70.

182.   Rogers NE, Allen RJ. Efeitos da radiação na reconstrução mamária com o retalho perfurante epigástrico inferior profundo. Plast Reconstr Surg 2002;109:1919-24; discussão 25-6.

183.   Spear SL, Ducic I, Low M, Cuoco F. The effect of radiation on pedicled TRAM flap breast reconstruction: outcomes and implications (O efeito da radiação na reconstrução mamária com retalho TRAM pediculado: resultados e implicações). Plast Reconstr Surg 2005;115:84-95.

184.   Horvath Z, Torday L, Hitre E, et al. Cancro da mama inflamatório - comparação da eficácia do protocolo pré-operatório de docetaxel-epirrubicina com a quimioterapia convencional contendo antraciclina para obter benefícios clínicos e uma resposta patológica completa. Pathol Oncol Res 2011;17:541-50.

185.   Jinno H, Sakata M, Hayashida T, et al. Quimioterapia sistémica primária do cancro da mama: indicação e factores preditivos. Cancro da Mama 2011;18:74-9.

186.   Allweis TM, Boisvert ME, Otero SE, Perry DJ, Dubin NH, Priebat DA.

A reconstrução imediata após mastectomia por cancro da mama não prolonga o tempo para iniciar a quimioterapia adjuvante. Am J Surg 2002;183:218-21.

187.   Azzawi K, Ismail A, Earl H, Forouhi P, Malata CM. Influência da quimioterapia neoadjuvante nos resultados da reconstrução mamária imediata. Plast Reconstr Surg 2010;126:1-11.

188. Donker M, Hage JJ, Woerdeman LA, Rutgers EJ, Sonke GS, Vrancken Peeters MJ. Complicações cirúrgicas da mastectomia poupadora de pele e reconstrução protética imediata após quimioterapia neoadjuvante para cancro da mama invasivo. Eur J Surg Oncol 2012;38:25-30.

189. Mortenson MM, Schneider PD, Khatri VP, et al. A reconstrução imediata da mama após mastectomia aumenta as complicações da ferida: no entanto, o início da quimioterapia adjuvante não é atrasado. Arch Surg 2004;139:988-91.

190. Schaverien MV, Munnoch DA. Effect of neoadjuvant chemotherapy on outcomes of immediate free autologous breast reconstruction (Efeito da quimioterapia neoadjuvante nos resultados da reconstrução mamária autóloga livre imediata). Eur J Surg Oncol 2013;39:430-6.

191. Taylor CW, Kumar S. The effect of immediate breast reconstruction on adjuvant chemotherapy (O efeito da reconstrução mamária imediata na quimioterapia adjuvante). Mama 2005;14:18-21.

192. Wilson CR, Brown IM, Weiller-Mithoff E, George WD, Doughty JC. Immediate breast reconstruction does not lead to a delay in the delivery of adjuvant chemotherapy (Reconstrução mamária imediata não leva a um atraso na administração de quimioterapia adjuvante). Eur J Surg Oncol 2004;30:624-7.

193. Kato H, Nakagami G, Iwahira Y, et al. Factores de risco e ferramenta de pontuação de risco para infeção durante a expansão de tecido na reconstrução mamária com expansor de tecido e implante. Breast J 2013;19:618-26.

194. Masoomi H, Clark EG, Paydar KZ, et al. Factores de risco preditivos de trombose do retalho livre na cirurgia de reconstrução mamária. Microcirurgia 2014;34:589-94.

195. Eriksson M, Anveden L, Celebioglu F, et al. Radioterapia na reconstrução mamária imediata à base de implantes: factores de risco, resultados cirúrgicos e medidas de resultados relatados pelas pacientes numa grande coorte multicêntrica sueca. Breast Cancer Res Treat 2013;142:591-601.

196. Murphy CC, Bartholomew LK, Carpentier MY, Bluethmann SM, Vernon SW. Adesão à terapia hormonal adjuvante entre sobreviventes de cancro da mama na prática clínica: uma revisão sistemática. Breast Cancer Res Treat 2012;134:459-78.

197. Alderman A, Gutowski K, Ahuja A, Gray D, Postmastectomy Expanderimplant Breast Reconstruction Guideline Work G. Resumo das directrizes de prática clínica da ASPS sobre a reconstrução da mama com expansores e implantes. Plast Reconstr Surg 2014;134:648e-55e.

198. Carnevale A, Scaringi C, Scalabrino G, et al. Radioterapia após reconstrução mamária: resultados, complicações e satisfação do paciente. La Radiologia medica 2013;118:1240-50.

199. Whitfield GA, Horan G, Irwin MS, Malata CM, Wishart GC, Wilson CB. Incidência de contratura capsular grave após reconstrução mamária imediata baseada em implantes com ou sem radioterapia pós-operatória da parede torácica utilizando 40 Gray em 15 fracções. Radioterapia e oncologia: revista da Sociedade Europeia de Radiologia Terapêutica e Oncologia 2009;90:141-7.

200. Baschnagel AM, Shah C, Wilkinson JB, Dekhne N, Arthur DW, Vicini FA. Taxa de insucesso e cosmese da reconstrução mamária imediata com expansor de tecido/implante após irradiação pós-mastectomia. Clin Breast Cancer 2012;12:428- 32.

201. Kim SH, Kim JM, Park SH, Lee SY. Análise dos efeitos da reconstrução mamária em pacientes com cancro da mama que recebem radioterapia após mastectomia. Arquivos de cirurgia plástica

2012;39:222-6.

202. Eberlein TJ, Crespo LD, Smith BL, et al. Avaliação prospetiva da reconstrução imediata após mastectomia. Annals of surgery 1993;218:29-36.

203. Lin KYea. Um estudo de resultados da reconstrução mamária: Identificação Pré-cirúrgica de Factores de Risco para Complicações. Ann Surg Oncol 2001;8:586-91.

204. Olsen MA, Lefta M, Dietz JR, et al. Risk factors for surgical site infection after major breast operation (Factores de risco para infeção do local da cirurgia após uma grande operação à mama). J Am Coll Surg 2008;207:326-35.

205. Ogunleye AA, de Blacam C, Curtis MS, Colakoglu S, Tobias AM, Lee BT. An analysis of delayed breast reconstruction outcomes as recorded in the American College of Surgeons National Surgical Quality Improvement Program. J Plast Reconstr Aesthet Surg 2012;65:289-94.

206. Chang DW, Wang B, Robb GL, et al. Effect of obesity on flap and donor-site complications in free transverse rectus abdominis myocutaneous flap breast reconstruction. Plast Reconstr Surg 2000;105:1640-8.

207. Liu AS, Kao HK, Reish RG, Hergrueter CA, May JW, Jr., Guo L. Complicações pós-operatórias na reconstrução mamária baseada em prótese utilizando matriz dérmica acelular. Plast Reconstr Surg 2011;127:1755-62.

208. Gopie JP, Mureau MA, Seynaeve C, et al. Questões de imagem corporal após mastectomia profiláctica bilateral com reconstrução mamária em mulheres saudáveis com risco de cancro da mama hereditário. Fam Cancer 2013;12:479-87.

209. Atisha DM, Alderman A, Kuhn L, Wilkins E. Impact of increasing BMI on women's satisfaction with breast reconstruction (Impacto do aumento do IMC na satisfação das mulheres com a reconstrução mamária). Journal of the American College of Surgeons 2007;205:S62.

210. Jemal A, Bray F, Center MM, Ferlay J, Ward E, Forman D. Estatísticas globais do cancro. CA Cancer J Clin 2011;61:69-90.

211. Padubidri AN, Yetman R, Browne E, et al. Complicações das reconstruções mamárias pós-mastectomia em fumadoras, ex-fumadoras e não fumadoras. Plastic and reconstructive surgery 2001;107:342-9; discussão 50-1.

212. Nahabedian MY, Momen B, Galdino G, Manson PN. Reconstrução mamária com o retalho TRAM ou DIEP livre: seleção de pacientes, escolha do retalho e resultados. Plastic and reconstructive surgery 2002;110:466-75; discussão 76-7.

213. Nahabedian MY, Momen B, Manson PN. Factores associados à falha anastomótica após reconstrução microvascular da mama. Plastic and reconstructive surgery 2004;114:74-82.

214. Peeters WJ, Nanhekhan L, Van Ongeval C, Fabre G, Vandevoort M. Necrose de gordura em retalhos perfurantes epigástricos inferiores profundos: uma revisão baseada em ultra-sons de 202 casos. Plastic and reconstructive surgery 2009;124:1754-8.

215. Fischer JP, Wes AM, Tuggle CT, 3º, Serletti JM, Wu LC. Análise de risco de perda precoce de implantes após reconstrução mamária imediata: uma revisão de 14.585 pacientes. J Am Coll Surg 2013;217:983-90.

216. Christensen BO, Overgaard J, Kettner LO, Damsgaard TE. Avaliação a longo prazo da

reconstrução mamária pós-mastectomia. Ata Oncol 2011;50:1053- 61.

217. Guerra AB, Metzinger SE, Bidros RS, et al. Reconstrução mamária bilateral com o retalho perfurante epigástrico inferior profundo (DIEP): uma experiência com 280 retalhos. Ann Plast Surg 2004;52:246-52.

218. Lipa JE, Youssef AA, Kuerer HM, Robb GL, Chang DW. Reconstrução mamária em mulheres idosas: vantagens do tecido autógeno. Plastic and reconstructive surgery 2003;111:1110-21.

219. Nahabedian MY. Breast reconstruction: a review and rationale for patient selection. Plast Reconstr Surg 2009;124:55-62.

220. Tzafetta K, Ahmed O, Bahia H, Jerwood D, Ramakrishnan V. Avaliação dos factores relacionados com a reconstrução mamária pós-mastectomia. Plastic and reconstructive surgery 2001;107:1694-701.

221. Walton L, Ommen K, Audisio RA. Reconstrução mamária em mulheres idosas com cancro da mama: uma revisão. Cancer Treat Rev 2011;37:353-7.

222. Fischer JP, Tuggle CT, Au A, Kovach SJ. Uma avaliação de risco de 30 dias da mastectomia isolada em comparação com a reconstrução mamária imediata (IBR). Jornal de cirurgia plástica e cirurgia da mão 2014;48:209-15.

223. Jeong HS, Miller TJ, Davis K, et al. Aplicação do modelo de avaliação de risco de Caprini na avaliação de complicações de tromboembolismo não venoso em pacientes de cirurgia plástica e reconstrutiva. Aesthet Surg J 2014;34:87-95.

224. Miller TJ, Jeong HS, Davis K, et al. Avaliação do sistema de classificação do estado físico da Sociedade Americana de Anestesiologistas na avaliação de risco para pacientes de cirurgia plástica e reconstrutiva. Aesthet Surg J 2014;34:448-56.

225. Wang TY, Serletti JM, Cuker A, et al. Transferência de tecido livre no paciente hipercoagulável: uma revisão de 58 retalhos. Plast Reconstr Surg 2012;129:443-53.

226. Greenland S, Finkle WD. A retrospective cohort study of implanted medical devices and selected chronic diseases in Medicare claims data. Annals of epidemiology 2000;10:205-13.

227. Liang MH. Implantes mamários de silicone e doença reumática sistémica. Algum fumo mas pouco fogo até à data. Jornal Escandinavo de Reumatologia 1997;26:409-11.

228. McFadden TC, Jr., Hoffman MG, Robinson DA, Gutowski KA. Implantes mamários de silicone - estão associados a doenças do tecido conjuntivo? Parte 5 da série de 6 partes sobre conceitos actuais em reconstrução mamária. Current surgery 2001;58:430- 6.

229. Gabriel SE, O'Fallon WM, Kurland LT, Beard CM, Woods JE, Melton LJ, 3°. Risk of connective-tissue diseases and other disorders after breast implantation (Risco de doenças do tecido conjuntivo e outras perturbações após implante mamário). N Engl J Med 1994;330:1697-702.

230. Janowsky EC, Kupper LL, Hulka BS. Meta-análises da relação entre implantes mamários de silicone e o risco de doenças do tecido conjuntivo. N Engl J Med 2000;342:781-90.

231. Osoba D. Qualidade de vida relacionada com a saúde e ensaios clínicos sobre cancro. Ther Adv Med Oncol 2011;3:57-71.

232. Valderas JM, Kotzeva A, Espallargues M, et al. O impacto da medição dos resultados

reportados pelos doentes na prática clínica: uma revisão sistemática da literatura. Quality of life research : an international journal of quality of life aspects of treatment, care and rehabilitation 2008;17:179-93.

233. Crosby RD, Kolotkin RL, Williams GR. Defining clinically meaningful change in health-related quality of life (Definição de alterações clinicamente significativas na qualidade de vida relacionada com a saúde). Journal of Clinical Epidemiology 2003;56:395-407.

234. Tengs TO, Wallace A. One thousand health-related quality-of-life estimates (Mil estimativas da qualidade de vida relacionada com a saúde). Cuidados médicos 2000;38:583-637.

235. Taft C. Medir a funcionalidade, o estado de saúde e o bem-estar. Particular atenção à avaliação da qualidade de vida relacionada com a saúde (QVRS). In: Thorarinsson A, ed. Curso de medição da qualidade de vida relacionada com a saúde, Universidade de Gotemburgo: Universidade de Gotemburgo; 2013.

236. Sajid MS, Tonsi A, Baig MK. Medição da qualidade de vida relacionada com a saúde. Int J Health Care Qual Assur 2008;21:365-73.

237. Bryant D, Fernandes N. Measuring patient outcomes: a primer. Injury 2011;42:232-5.

238. Ware JE, Jr. Atualização do inquérito de saúde SF-36. Spine 2000;25:3130-9.

239. Davies N. Measuring health-related quality of life in cancer patients (Medir a qualidade de vida relacionada com a saúde em doentes com cancro). Nursing standard 2009;23:42-9.

240. Testa MA, Simonson DC. Avaliação dos resultados da qualidade de vida. N Engl J Med 1996;334:835-40.

241. Hamming JF, De Vries J. Measuring quality of life. Br J Surg 2007;94:923-4.

242. Fayers P, Machin D. Quality of Life: The Assessment, Analysis and Interpretation of Patient-reported Outcomes (Qualidade de Vida: Avaliação, Análise e Interpretação dos Resultados Reportados pelos Pacientes): Wiley; 2007.

243. Harii K, Asato H, Nakatsuka T, Satoshi E. Cirurgia plástica reconstrutiva no tratamento do cancro: cirurgia para a qualidade de vida. Int J Clin Oncol 1999;4:193-201.

244. Barrett P. Para além da psicometria. Journal of Managerial Psychology 2003;18:421- 39.

245. Lohr KN, Zebrack BJ. Utilizar os resultados reportados pelos doentes na prática clínica: desafios e oportunidades. Quality of life research : an international journal of quality of life aspects of treatment, care and rehabilitation 2009;18:99-107.

246. Fung CH, Hays RD. Prospects and challenges in using patient-reported outcomes in clinical practice. Quality of life research : an international journal of quality of life aspects of treatment, care and rehabilitation 2008;17:1297-302.

247. Glossário EORTC. Grupo de Qualidade de Vida da Organização Europeia para a Investigação e Tratamento do Cancro (EORTC), 2015. (Acedido a 6 de setembro de 2015, em http://groups.eortc.be/qol/glossary.)

248. Chen CM, Cano SJ, Klassen AF, et al. Measuring quality of life in oncologic breast surgery: a systematic review of patient-reported outcome measures. Breast J 2010;16:587-97.

249. Rose M, Bezjak A. Logistics of collecting patient-reported outcomes (PROs) in clinical practice:

an overview and practical examples. Quality of life research : an international journal of quality of life aspects of treatment, care and rehabilitation 2009;18:125-36.

250. Wyrwich KW, Norquist JM, Lenderking WR, Acaster S, Comité Consultivo da Indústria da Sociedade Internacional para a Qualidade de Vida R. Métodos para interpretar a mudança ao longo do tempo em medidas de resultados relatados pelo paciente. Investigação sobre qualidade de vida: uma revista internacional sobre os aspectos da qualidade de vida no tratamento, cuidados e reabilitação 2013;22:475-83.

251. Houweling TAW. Reportando melhorias a partir de medidas de resultados relatados pelos pacientes: Uma revisão. Clinical Chiropractic 2010;13:15-22.

252. Ware JE, Jr., Kosinski M, Bayliss MS, McHorney CA, Rogers WH, Raczek A. Comparação de métodos para a pontuação e análise estatística do perfil de saúde SF-36 e medidas de resumo: resumo dos resultados do Medical Outcomes Study. Medical care 1995;33:AS264-79.

253. Ware JE, Jr., Sherbourne CD. O inquérito de saúde de formato curto MOS 36-item (SF-36). I. Estrutura concetual e seleção de itens. Medical care 1992;30:473-83.

254. Rabin R, Charro Fd. EQ-SD: uma medida do estado de saúde do Grupo EuroQol. Anais de Medicina 2009;33:337-43.

255. Herdman M, Gudex C, Lloyd A, et al. Desenvolvimento e teste preliminar da nova versão de cinco níveis do EQ-5D (EQ-5D-5L). Quality of life research : an international journal of quality of life aspects of treatment, care and rehabilitation 2011;20:1727-36.

256. Reenen M, Janssen B. Guia do Utilizador do EQ-5D-5L. Versão 2.1 ed: EuroQoL; 2015.

257. Matalqah LM, Radaideh KM, Yusoff ZM, Awaisu A. Qualidade de vida relacionada com a saúde utilizando o EQ-5D entre sobreviventes de cancro da mama em comparação com pares da população em geral da mesma idade no estado de Penang, Malásia. Journal of Public Health 2011;19:475-80.

258. Manual do Utilizador do Índice de Bem-Estar Geral Psicológico (PGWBI). MAPI Research Institute, 2004. em http://178.23.156.107:8085/Instruments_files/USERS/pgwbi.pdf).

259. Wiklund I, Karlberg J. Avaliação da qualidade de vida em ensaios clínicos. Seleção de medidas de qualidade de vida. Control Clin Trials 1991;12:204S-16S.

260. Rose G, Sivik T, Delimar N. Gender, psychological well-being and somatic cardiovascular risk factors. Integr Physiol Behav Sci 1994;29:423-30.

261. Olsson LA, Hurtig-Wennlof A, Nilsson TK. Bem-estar subjetivo em idosos ativos suecos e sua relação com a atividade física e biomarcadores comumente disponíveis. Clin Interv Aging 2014;9:1233-9.

262. Coelho R, Ramos E, Prata J, Maciel MJ, Barros H. Enfarte agudo do miocárdio: factores psicossociais e de risco cardiovascular nos homens. J Cardiovasc Risk 1999;6:157-62.

263. Vanheule S, Desmet M, Groenvynck H, Rosseel Y, Fontaine J. A estrutura dos factores do Inventário de Depressão de Beck-II: uma avaliação. Avaliação 2008;15:177-87.

264. Ferramentas para a depressão: Standardized Rating Scales. Medscape Education Psychiatry & Mental Health, 2011. (Acedido a 17 de setembro de 2015, em http://www.medscape.org/viewarticle/749921.)

265. Bell RJ, Lijovic M, La China M, et al. Psychological well-being in a cohort of women with invasive breast cancer nearly 2 years after diagnosis (Bem-estar psicológico numa coorte de mulheres com cancro da mama invasivo quase 2 anos após o diagnóstico). Support Care Cancer 2010;18:921-9.

266. Annunziata MA, Giovannini L, Muzzatti B. Avaliação da imagem corporal: relevância, aplicação e instrumentos para contextos oncológicos. Support Care Cancer 2012;20:901-7.

267. Utne I, Miaskowski C, Bjordal K, Cooper BA, Valeberg BT, Rustoen T. Confirmatory fator analysis of the coping strategies questionnaire-revised in samples of oncology outpatients and inpatients with pain. Clin J Pain 2009;25:391-400.

268. Ward JA, Potter S, Blazeby JM, Comité BSS. O BREAST-Q: validação adicional em amostras clínicas independentes. Plast Reconstr Surg 2012;130:616e-8e; resposta do autor 8e.

269. Pusic AL, Chen CM, Cano S, et al. Measuring quality of life in cosmetic and reconstructive breast surgery: a systematic review of patient-reported outcomes instruments. Plast Reconstr Surg 2007;120:823-37; discussão 38-9.

270. Boone WJ, Staver JR, Yale MS. Rasch Measurement? Rasch Analysis in the Human Sciences. Dordrecht Heidelberg Nova Iorque Londres: Springer; 2014:3.

271. Pusic AL, Klassen AF, Cano SJ. Utilização do BREAST-Q na investigação de resultados clínicos. Plast Reconstr Surg 2012;129:166e-7e; resposta do autor 7e.

272. Pusic AL, Klassen AF, Cano SJ. Discussão: O BREAST-Q: validação adicional em ensaios clínicos independentes. Plast Reconstr Surg 2012;130:482e-3e; resposta do autor 3e.

273. Pusic AL, Klassen AF, Scott AM, Klok JA, Cordeiro PG, Cano SJ. Desenvolvimento de uma nova medida de resultados relatados pelas pacientes para cirurgia mamária: o BREAST-Q. Plast Reconstr Surg 2009;124:345-53.

274. Manual do utilizador do Breast-Q versão 1.0. Memorial Sloan Kettering Cancer Center, 2012. em https://webcore.mskcc.org/breastq/qscore/qscore-manual.pdf).

275. Klassen AF, Cano SJ, Schwitzer JA, Scott AM, Pusic AL. Escalas FACE-Q para Qualidade de Vida Relacionada com a Saúde, Impacto no Início da Vida, Satisfação com os Resultados e Decisão de Tratamento. Cirurgia Plástica e Reconstrutiva 2015;135:375-86.

276. O portefólio Q. Memorial Sloan-Kettering Cancer Center, 2012. (Acedido a 19 de setembro de 2015, em https://webcore.mskcc.org/faceq/articles4.html.)

277. Daabiss M. Classificação do estado físico da Sociedade Americana de Anestesiologistas. Indian J Anaesth 2011;55:111-5.

278. Pearson RW. Capítulo 5 Estatística como descrição. Persuasão estatística: How to Collect, Analyze, and Present Data... Accurately, Honestly, and Persuasively. SAGE Publications, Inc. Thousand Oaks, CA: SAGE Publications, Inc.

279. Pearson RW. Capítulo 6 Tabelas e Gráficos. Persuasão estatística: How to Collect, Analyze, and Present Data.Accurately, Honestly, and Persuasively. SAGE Publications, Inc. Thousand Oaks, CA: SAGE Publications, Inc.

280. Distribuição normal. Dicionário de Estatística e Metodologia. SAGE Publications, Inc. Thousand Oaks, CA: SAGE Publications, Inc.

281. Fu R. Distribuição normal. Enciclopédia de Epidemiologia. SAGE Publications, Inc. Thousand Oaks, CA: SAGE Publications, Inc.

282. Machin D, Campbell MJ, Walters SJ. Medical statistics. Chichester, Inglaterra: Wiley; 2007.

283. Declarações de confiança e estimativas de intervalo. Intervalos de confiança. SAGE Publications, Inc. Thousand Oaks, CA: SAGE Publications, Inc.

284. Haug MG. Valor de p. Enciclopédia de Epidemiologia. SAGE Publications, Inc. Thousand Oaks, CA: SAGE Publications, Inc.

285. Marston L. Testes não paramétricos. Introductory Statistics for Health and Nursing Using SPSS. SAGE Publications Ltd. Londres: SAGE Publications Ltd.

286. Marston L. Comparando médias. Introductory Statistics for Health and Nursing Using SPSS. SAGE Publications Ltd. Londres: SAGE Publications Ltd.

287. Alderman AK, Wilkins EG, Lowery JC, Kim M, Davis JA. Determinants of patient satisfaction in postmastectomy breast reconstruction (Determinantes da satisfação da paciente na reconstrução mamária pós-mastectomia). Plast Reconstr Surg 2000;106:769-76.

288. Wilcox RR. Teste de Kolmogorov-Smirnov para uma amostra. Encyclopedia of Measurement and Statistics. Sage Publications, Inc. Thousand Oaks, CA: Sage Publications, Inc.

289. Mecklin CJ. Teste de normalidade de Shapiro-Wilk. Encyclopedia of Measurement and Statistics. Sage Publications, Inc. Thousand Oaks, CA: Sage Publications, Inc.

290. Iversen GR. TABELAS DE CONTINGÊNCIA. Análise contextual. SAGE Publications, Inc. Thousand Oaks, CA: SAGE Publications, Inc.

291. Cleophas TJ, Zwinderman AH. SPSS for Starters. Dordrecht New York Heidelberg London: Springer; 2010.

292. Peat JK, Mellis C, Williams K. Section 3-Relative risk, odds ratio and number needed to treat. Investigação em Ciências da Saúde. SAGE Publications, Ltd. Londres, Inglaterra: SAGE Publications, Ltd; 2002.

293. Pampel FC. A lógica da regressão logística. In: Pampel FC, ed. The logistic regression. Thousand Oaks: SAGE Publications; 2000:2-19.

294. Kremelberg D. Regressão Linear. Practical Statistics: A Quick and Easy Guide to IBM® SPSS® Statistics, STATA, and Other Statistical Software. SAGE Publications, Inc. Thousand Oaks, CA: SAGE Publications, Inc.; 2011.

295. Lunt M. Introdução à modelação estatística: regressão linear. Rheumatology (Oxford) 2015;54:1137-40.

296. Lee KJ, Wiest MM, Carlin JB. Estatísticas para clínicos: uma introdução à regressão linear. J Paediatr Child Health 2014;50:940-3.

297. Lunt M. Introdução à modelação estatística 2: variáveis categóricas e interacções na regressão linear. Rheumatology (Oxford) 2015;54:1141-4.

298. Sperandei S. Understanding logistic regression analysis (Compreender a análise de regressão logística). Biochem Med (Zagreb) 2014;24:12-8.

299. Wiest MM, Lee KJ, Carlin JB. Statistics for clinicians: Uma introdução à regressão logística. J

Paediatr Child Health 2015;51:670-3.

300. Pampel FC. Logistic Regression. Thousand Oaks, CA: SAGE Publications, Inc.; 2000.

301. Guia do Utilizador do EQ-5D-3L. The EuroQol Group, 2015. (Acedido a 20 de janeiro de 2017, em http://www.euroqol.org/fileadmin/user_upload/Documenten/PDF/Folders_Fl yers/EQ-5D-3L_UserGuide_2015.pdf).

302. Sullivan M, Karlsson J, Taft C. Inquérito de Saúde SF-36: Manual Sueco e Guia de Interpretação. Gothenburg: Sahlgrenska University Hospital; 2002.

303. Laboratório de Modelos de Medição Unidimensional Rasch. RUMM Laboratory Pty Ltd, 2014. em http://www.rummlab.com.au/).

304. Pusic AL, Klassen A, Cano SJ, Kerrigan CL. Validação do questionário de avaliação da mama. Plast Reconstr Surg 2007;120:352-3.

305. Marin-Gutzke M, Sanchez-Qlaso A. Reconstructive surgery in young women with breast cancer (Cirurgia reconstrutiva em mulheres jovens com cancro da mama). Breast Cancer Res Treat 2010;123:67-74.

306. Ascherman JA, Hanasono MM, Newman MI, Hughes DB. Reconstrução com implantes em doentes com cancro da mama tratadas com radioterapia. Plast Reconstr Surg 2006;117:359-65.

307. Babovic S. Reconstrução mamária completa com enxerto de gordura autóloga - relato de um caso. J Plast Reconstr Aesthet Surg 2009.

308. Hvilsom GB, Holmich LR, Steding-Jessen M, et al. Reconstrução tardia com implantes mamários: um estudo prospetivo de 10 anos. J Plast Reconstr Aesthet Surg 2011;64:1466-74.

309. Vega SJ, Sandeen SN, Bossert RP, Perrone A, Qrtiz L, Herrera H. Retalho livre miocutâneo do grácil na reconstrução autóloga da mama. Plast Reconstr Surg 2009;124:1400-9.

310. Lundberg J, Mark H. Avoidance of complications after the use of deep inferior epigastric perforator flaps for reconstruction of the breast. Scandinavian journal of plastic and reconstructive surgery and hand surgery / Nordisk plastikkirurgisk forening [and] Nordisk klubb for handkirurgi 2006;40:79-81.

311. Momoh AQ, Colakoglu S, Westvik TS, et al. Análise das Complicações e da Satisfação das Pacientes na Reconstrução Mamária com Retalho Pediculado Transverso do Abdómen Miocutâneo e Retalho Perfurante do Epigástrico Inferior Profundo. Ann Plast Surg 2011.

312. Thorarinsson A, Frojd V, Kolby L, Modin A, Elander A, Mark H. Uma revisão retrospetiva da incidência de várias complicações em diferentes métodos de reconstrução mamária tardia. Journal of plastic surgery and hand surgery 2015;Publicado online a 11 de setembro. 2015.

313. Colakoglu S, Khansa I, Curtis MS, et al. Impact of complications on patient satisfaction in breast reconstruction (Impacto das complicações na satisfação das pacientes com a reconstrução mamária). Plast Reconstr Surg 2011;127:1428-36.

314. Zhong T, McCarthy C, Min S, et al. Satisfação da paciente e qualidade de vida relacionada com a saúde após a reconstrução mamária com tecido autólogo: uma análise prospetiva dos resultados pós-operatórios precoces. Cancro 2012;118:1701-9.

315. Bogetti P, Cravero L, Spagnoli G, et al. Papel estético da prega inframamária reconstruída

cirurgicamente para a reconstrução mamária com implantes após mastectomia. J Plast Reconstr Aesthet Surg 2007;60:1225-32.

316. Ching S, Thoma A, McCabe RE, Antony MM. Measuring outcomes in aesthetic surgery: a comprehensive review of the literature. Plast Reconstr Surg 2003;111:469-80; discussão 81-2.

317. Kim MS, Rodney WN, Peng J, Reece GP, Markey MK. Para quantificar os resultados estéticos do tratamento do cancro da mama: avaliação das cicatrizes cirúrgicas. AMIA Annu Symp Proc 2005:1009.

318. Tepper OM, Small K, Rudolph L, Choi M, Karp N. Virtual 3-dimensional modeling as a valuable adjunct to aesthetic and reconstructive breast surgery. Am J Surg 2006;192:548-51.

319. Garvey PB, Salavati S, Feng L, Butler CE. As complicações relacionadas com a perfusão são semelhantes para os retalhos DIEP e TRAM livres poupadores de músculo colhidos nas perfurantes do ramo medial ou lateral da artéria epigástrica inferior profunda para reconstrução mamária. Plastic and reconstructive surgery 2011;128:581e-9e.

320. Hamdi M, Weiler-Mithoff EM, Webster MH. Retalho perfurante epigástrico inferior profundo na reconstrução mamária: experiência com os primeiros 50 retalhos. Plastic and reconstructive surgery 1999;103:86-95.

321. Keller A. O retalho livre da perfurante epigástrica inferior profunda para reconstrução mamária. Ann Plast Surg 2001;46:474-9; discussão 9-80.

322. Munhoz AM, Arruda E, Montag E, et al. Reconstrução imediata de mastectomia poupadora de pele com retalho da perfurante epigástrica inferior profunda (DIEP). Aspectos técnicos e resultados. The breast journal 2007;13:470-8.

323. Nahabedian MY, Momen B. Protuberância abdominal inferior após reconstrução mamária com retalho perfurante epigástrico inferior profundo (DIEP). Ann Plast Surg 2005;54:124-9.

324. Parrett BM, Caterson SA, Tobias AM, Lee BT. Retalhos DIEP em mulheres com cicatrizes abdominais: as taxas de complicações são afectadas? Plastic and reconstructive surgery 2008;121:1527-31.

325. Salgarello M, Tambasco D, Farallo E. Taxas de complicações a curto prazo do local doador do retalho DIEP versus abdominoplastia eletiva: Uma Meta-análise. Aesthetic Plast Surg 2011.

326. Tran NV, Buchel EW, Convery PA. Complicações microvasculares dos retalhos DIEP. Plastic and reconstructive surgery 2007;119:1397-405; discussão 406-8.

327. Vyas RM, Dickinson BP, Fastekjian JH, Watson JP, Dalio AL, Crisera CA. Risk factors for abdominal donor-site morbidity in free flap breast reconstruction. Plast Reconstr Surg 2008;121:1519-26.

328. Schaverien MV, McCulley SJ. Efeito da obesidade nos resultados da reconstrução mamária autóloga livre: uma meta-análise. Microcirurgia 2014;34:484-97.

329. Chang EI, Ly DP, Wey PD. Comparação da reconstrução estética da mama após mastectomia com preservação da pele ou convencional em pacientes que recebem radioterapia pré-operatória. Ann Plast Surg 2007;59:78-81.

330. Cordeiro PG, Pusic AL, Disa JJ, McCormick B, VanZee K. Irradiação após reconstrução mamária imediata com expansor de tecido/implante: resultados, complicações, resultados estéticos

e satisfação entre 156 pacientes. Plast Reconstr Surg 2004;113:877-81.

331. Kraemer O, Andersen M, Siim E. Breast reconstruction and tissue expansion in irradiated versus not irradiated women after mastectomy (Reconstrução mamária e expansão de tecidos em mulheres irradiadas e não irradiadas após mastectomia). Scandinavian journal of plastic and reconstructive surgery and hand surgery / Nordisk plastikkirurgisk forening [and] Nordisk klubb for handkirurgi 1996;30:201-6.

332. Behranwala KA, Dua RS, Ross GM, Ward A, A'Hern R, Gui GP. A influência da radioterapia na formação da cápsula e no resultado estético após a reconstrução mamária imediata com implantes expansores anatómicos biodimensionais. J Plast Reconstr Aesthet Surg 2006;59:1043-51.

333. Lundström KJ, Sandblom G, Smedberg S, Nordin P. Factores de risco para complicações na cirurgia da hérnia da virilha: um estudo de registo nacional. Ann Surg 2012;255:784-8.

334. Hassan S, Ng M, Warren G, Shetty S, Naasan A. Indicações para transfusão de sangue após reconstrução mamária. Jornal Europeu de Cirurgia Plástica 2012;35:855-8.

335. Jabiati SK. Factores de risco para complicações da ferida após abdominoplastia. Am J Applied Sci 2009;6:897-901.

336. Andenaes K, Amland PF, Lingaas E, Abyholm F, Samdal F, Giercksky KE. A prospective, randomized surveillance study of postoperative wound infections after plastic surgery: a study of incidence and surveillance methods. Plast Reconstr Surg 1995;96:948-56.

337. Yoho RA, Romaine JJ, O'Neil D. Revisão da literatura sobre o risco de mortalidade e morbilidade da lipoaspiração, abdominoplastia e lifting facial. Dermatologic surgery : publicação oficial da American Society for Dermatologic Surgery [et al] 2005;31:733- 43; discussão 43.

338. Birkmeyer JD, Finks JF, O'Reilly A, et al. Habilidade cirúrgica e taxas de complicações após cirurgia bariátrica. N Engl J Med 2013;369:1434-42.

339. Dietrich F, Ries C, Eiermann C, Miehlke W, Sobau C. Complicações na artroscopia da anca: necessidade de supervisão durante a curva de aprendizagem. Knee Surg Sports Traumatol Arthrosc 2014;22:953-8.

340. Hartwig W, Werner J, Jäger D, Debus J, Büchler MW. Melhoria dos resultados cirúrgicos do cancro do pâncreas. The lancet oncology 2013;14:e476-e85.

341. Balentine CJ, Wilks J, Robinson C, et al. A obesidade aumenta as complicações da ferida na cirurgia do cancro do reto. J Surg Res 2010;163:35-9.

342. Williams JK, Bostwick J, 3rd, Bried JT, Mackay G, Landry J, Benton J. Reconstrução mamária com retalho TRAM após tratamento com radiação. Ann Surg 1995;221:756-64; discussão 64-6.

343. Javaid M, Song F, Leinster S, Dickson MG, James NK. Radiation effects on the cosmetic outcomes of immediate and delayed autologous breast reconstruction: an argument about timing. J Plast Reconstr Aesthet Surg 2006;59:16-26.

344. Breast-Q.org. 2015, em https://webcore.mskcc.org/breastq/domains.html).

345. Damen TH, Mureau MA, Timman R, Rakhorst HA, Hofer SO. O resultado final agradável após a reconstrução mamária com retalho DIEP: uma revisão de operações adicionais. J Plast Reconstr Aesthet Surg 2009;62:71-6.

346.	Tönseth KA, Hokland BM, Tindholdt TT, Äbyholm FE, Stavem K. Patient- reported outcomes after breast reconstruction with deep inferior epigastric perforator flaps. Scand J Plast Reconstr Surg Hand Surg 2007;41:173-7.

347.	Tonseth KA, Hokland BM, Tindholdt TT, Abyholm FE, Stavem K. Qualidade de vida, satisfação da paciente e resultados cosméticos após a reconstrução mamária com retalho DIEP ou implante mamário expansível. J Plast Reconstr Aesthet Surg 2008;61:1188-94.

348.	Yueh JH, Slavin SA, Adesiyun T, et al. Satisfação da paciente na reconstrução mamária pósmastectomia: uma avaliação comparativa das técnicas DIEP, TRAM, retalho de latissimus e implante. Plastic and reconstructive surgery 2010;125:1585-95.

349.	Damen TH, Timman R, Kunst EH, et al. Elevadas taxas de satisfação em mulheres após reconstrução mamária com retalho DIEP. J Plast Reconstr Aesthet Surg 2010;63:93-100.

350.	Damen TH, Wei W, Mureau MA, et al. Análise de custos a médio prazo de reconstruções mamárias num único centro holandês: uma comparação de implantes, implantes precedidos de expansão de tecido, transposições LD e retalhos DIEP. Jornal de cirurgia plástica, reconstrutiva e estética: JPRAS 2011;64:1043-53.

351.	Liu C, Zhuang Y, Momeni A, et al. Qualidade de vida e satisfação do paciente após a reconstrução microcirúrgica do retalho abdominal versus expansor/implante mamário faseado: um estudo crítico da reconstrução mamária imediata unilateral utilizando o instrumento de resultados relatados pelo paciente BREAST-Q. Breast Cancer Res Treat 2014;146:117-26.

352.	Venkat R, Lee JC, Rad AN, Manahan MA, Rosson GD. Reconstrução mamária autóloga bilateral com retalhos perfurantes da artéria epigástrica inferior profunda: Revisão da experiência inicial de um único cirurgião. Microcirurgia 2012;32:275-80.

353.	Andree C, Munder BI, Seidenstuecker K, et al. Mastectomia poupadora de pele e reconstrução imediata com retalho DIEP após terapia de conservação da mama. Medical science monitor: revista médica internacional de investigação experimental e clínica 2012;18:CR716-20.

354.	Selber JC, Nelson J, Fosnot J, et al. Um estudo prospetivo comparando o impacto funcional dos retalhos SIEA, DIEP e TRAM livre poupador de músculo na parede abdominal: parte I. reconstrução unilateral. Plast Reconstr Surg 2010;126:1142-53.

355.	Manual do utilizador. Memorial Sloan-Kettering Cancer Center, 2012. em https://webcore.mskcc.org/breastq/scoring.html).

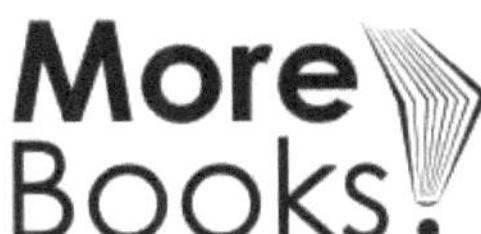

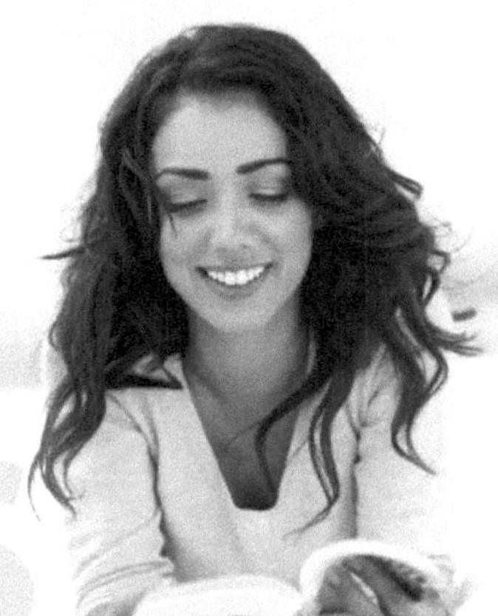

I **want** morebooks!

Buy your books fast and straightforward online - at one of world's fastest growing online book stores! Environmentally sound due to Print-on-Demand technologies.

Buy your books online at
www.morebooks.shop

Compre os seus livros mais rápido e diretamente na internet, em uma das livrarias on-line com o maior crescimento no mundo! Produção que protege o meio ambiente através das tecnologias de impressão sob demanda.

Compre os seus livros on-line em
www.morebooks.shop

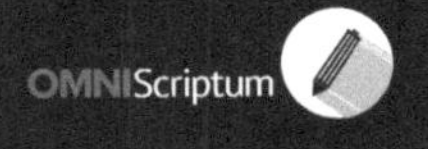

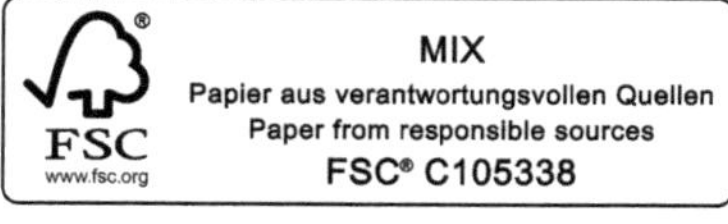

Printed by Books on Demand GmbH, Norderstedt / Germany